BEI GRIN MACHT SICH IHR WISSEN BEZAHLT

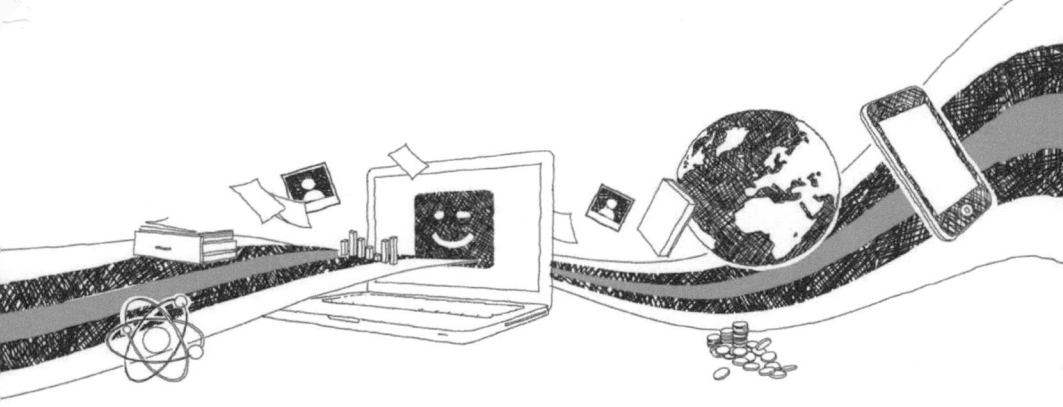

- Wir veröffentlichen Ihre Hausarbeit, Bachelor- und Masterarbeit

- Ihr eigenes eBook und Buch - weltweit in allen wichtigen Shops

- Verdienen Sie an jedem Verkauf

Jetzt bei www.GRIN.com hochladen und kostenlos publizieren

Bibliografische Information der Deutschen Nationalbibliothek:

Die Deutsche Bibliothek verzeichnet diese Publikation in der Deutschen Nationalbibliografie; detaillierte bibliografische Daten sind im Internet über http://dnb.d-nb.de/ abrufbar.

Dieses Werk sowie alle darin enthaltenen einzelnen Beiträge und Abbildungen sind urheberrechtlich geschützt. Jede Verwertung, die nicht ausdrücklich vom Urheberrechtsschutz zugelassen ist, bedarf der vorherigen Zustimmung des Verlages. Das gilt insbesondere für Vervielfältigungen, Bearbeitungen, Übersetzungen, Mikroverfilmungen, Auswertungen durch Datenbanken und für die Einspeicherung und Verarbeitung in elektronische Systeme. Alle Rechte, auch die des auszugsweisen Nachdrucks, der fotomechanischen Wiedergabe (einschließlich Mikrokopie) sowie der Auswertung durch Datenbanken oder ähnliche Einrichtungen, vorbehalten.

Impressum:

Copyright © 2012 GRIN Verlag
Druck und Bindung: Books on Demand GmbH, Norderstedt Germany
ISBN: 9783656125204

Dieses Buch bei GRIN:

https://www.grin.com/document/188326

Johann Marek

„Der Weg des Lernens" für Betroffene im Umfeld der Diagnose Demenz Typ Alzheimer

Vertiefung in wissenschaftliches Arbeiten für Lernende in Gesundheitsfachberufen

GRIN Verlag

GRIN - Your knowledge has value

Der GRIN Verlag publiziert seit 1998 wissenschaftliche Arbeiten von Studenten, Hochschullehrern und anderen Akademikern als eBook und gedrucktes Buch. Die Verlagswebsite www.grin.com ist die ideale Plattform zur Veröffentlichung von Hausarbeiten, Abschlussarbeiten, wissenschaftlichen Aufsätzen, Dissertationen und Fachbüchern.

Besuchen Sie uns im Internet:

http://www.grin.com/

http://www.facebook.com/grincom

http://www.twitter.com/grin_com

Vertiefung in wissenschaftliches Arbeiten

Besprechung des Aufsatzes:

„Der Weg des Lernens" für Betroffene im Umfeld der

Diagnose Demenz Typ Alzheimer

Ich bedanke mich bei

Herrn Prof. Dr. Christian Trumpp

für seine Unterstützung bei der Entstehung dieser Publikation.

Vorbemerkung

Demenz Typ Alzheimer ist **mehrheitlich** eine Krankheit der „Älteren". Sie ist bis dato nicht heilbar.

Das vorliegende Büchlein setzt sich allerdings nur bedingt mit der „medizinischen Sicht" (also Neurologie, Psychiatrie etc.) auseinander, sondern stellt vielmehr den Betreuer von Demenz-Kranken in den Mittelpunkt.

Dieses Buch ist eine erkenntnistheoretische interdisziplinäre Arbeit und verortet sich disziplinübergreifend in dem Bereich der „Current Issues in Public Health" (also Fragen, die die Volksgesundheit betreffen). Konzipiert wurde diese Arbeit in Form eines wissenschaftlichen Aufsatzes (Bachelorthesis) in Teil 1 des Buches. Dieser Aufsatz wird in Teil 2 des Buches besprochen und einige Überlegungen (Kriterien) mitgeteilt.

Ich spreche mit dieser Ausarbeitung mehrere Adressaten- und Interessengruppen an.

Zum einen sind dies Leser, die sich grundsätzlich dem Thema „Demenz Typ Alzheimer" zuwenden und sich einen ersten wissenschaftlich verfassten Überblick bzgl. „Was kann ich tun, wenn mein Partner / Partnerin erkrankt ist?" verschaffen möchten.

Zum anderen wendet dieses Buch sich an Studierende von Hochschulen[1] im Bereich Health Care Education (Gesundheitspädagogik) / Gesundheitswissenschaften, die schon ihre ersten Erfahrungen in wissenschaftlichem Arbeiten gesammelt haben und nun einen weiteren Schritt in Richtung der Erstellung Ihrer Bachelorthesis machen wollen. Der Aufsatz ist im Umfang dementsprechend!

Johann Marek   Stuttgart, im Januar 2012

---

[1] Zum Beispiel: die **Hochschule des Internationalen Bundes** (http://www.ib-hochschule.eu/).

Teil 1

„Der Weg des Lernens"
für Betroffene im Umfeld der
Diagnose Demenz Typ Alzheimer

Vorwort

Allein sich mit dem Thema „Demenz vom Typ Alzheimer" emotional auseinanderzusetzen, erzeugt Angst und Unbehagen, und es kostete mich Kraft, diese Emotionen auszuhalten. Noch ein Hinweis: diese Zeilen des Vorwortes habe ich nach Abschluss dieser Arbeit geschrieben – jetzt erst begreife ich, worauf ich mich eingelassen habe, und dieses Wissen hat mich persönlich weiterentwickelt.

Die Motivationen zu dieser Arbeit sind vielschichtig genug. Zum einen ging es mir darum, ein aktuelles Thema des Gesundheitssektors wissenschaftlich zu bearbeiten. Ein weiteres Motiv liegt allein schon in meinem Alter begründet, denn je älter ich werde, desto größer ist die Prävalenz zu dieser Krankheit, die bis dato nicht heilbar ist, sondern i. d. R. tödlich verläuft. Ein weiterer Aspekt war, dass ich mich aus meiner Passion wie auch Beruflichkeit mit interdisziplinärer Sicht diesem Thema aussetzte; denn ich bin weder Psychologe, Neurologe noch ein somatischer Arzt oder Heilpraktiker, sondern in erster Linie Erwachsenenbildner und ausgebildeter Lerntherapeut. Weiterhin kann und wollte ich mich nicht in Fachgebieten „allein" bewegen, die aus meiner Lernbiographie her keine feste Basis haben. Jedoch ist „Lernen und Lehren" meine Kompetenz – insofern war und ist mein Interesse intentional hierzu die theoretische Erkenntnis darzulegen, dass die Betroffenen (Betreuer und Patient) in so einem Krankheitsprozess über bewusstes Auseinandersetzen mit „Lernen im Krankheitsverlauf" ihre Lebensqualität in der gemeinsam verbleibenden Zeit verbessern können.

In der Retrospektive betrachtet war es eine spannende Arbeit, die ihre Dramaturgie nicht nur allein aus der Aktualität bezog, sondern sich auch aus meiner Haltung zu dem Thema speiste.

Mein Respekt und meine Achtung gilt den Patienten, Betreuern, Ärzten, Wissenschaftlern, Therapeuten, Vereinen und Selbsthilfegruppen für Ihren Einsatz in diesem Umfeld von „Demenz Typ Alzheimer" – es ist ein Herausforderung, die von Ihnen teilweise „Alles" fordert.

Johann Marek

Stuttgart, im Januar 2012

Inhaltsverzeichnis

1. Auf dem Weg 5

    1.1 Problembeschreibung 6

    1.2 Zielsetzung dieser Arbeit 7

    1.3 Aufbau – Struktur der Arbeit 7

    1.4 Fazit I 8

2. Der ganze Mensch 10

    2.1 Die Volkskrankheit 10

    2.2 Neuropathologische Erklärung 11

    2.3 Demenz bei Alzheimer Krankheit - Diagnostische Kriterien 12

    2.4 Fazit II 16

3. Therapeutische Ansätze 18

    3.1 Pharmakotherapie 18

    3.2 Psychotherapie 18

    3.3 Beratung 20

    3.4 Exkurs: Juristische Sichtweise 20

    3.5 Fazit III 21

4. Therapie - der Weg des Lernens 23

    4.1 „Lerntherapie" – der Teufelskreis 23

    4.2 Alltägliches 25

        4.2.1 Aufnahme der Biographie 26

        4.2.2 Verhandeln – Loben oder Tadeln? 26

    4.3 Keine Angst 28

    4.4 Fazit IV 29

5. Das Gesicht der Trauerarbeit 30

    5.1 Abschied – Am Ende des Weges 30

5.2 Der Prozess des Trauerns...... 31

5.3 Die Ermöglichung...... 32

5.4 Fazit V...... 33

6. Wohlfahrt demnächst gleich Altersarmut?...... 34

6.1. Design der Studie...... 35

6.2. Operationalisierung...... 35

6.3 Verwendete Methoden...... 36

6.4. Die Erhebung...... 37

6.5. Durchführung und Analyse...... 38

6.6. Befund und Ergebnisse...... 39

6.7 Zusammenfassung und Interpretation...... 40

6.8 Fazit VI...... 45

7. Eine negative Prognose oder auf einem neuen Weg...... 47

7.1 Resümee...... 48

7.2 Die generierte Hypothese...... 49

7.3 Hoffnung...... 50

7.4 Die Forderung!...... 52

Glossar...... 53

Abkürzungsverzeichnis...... 56

Abbildungsverzeichnis...... 57

Tabellenverzeichnis...... 58

Literaturverzeichnis...... 59

Anhang 1: Der Teufelskreis...... 62

Anhang 2: Der Lernprozess...... 63

Anhang 3: Architektur des Gehirns 64

Anhang 4: Altersstruktur – Entwicklung bis 2060 65

Anhang 5: Hochrechnung Alzheimer Kranke 66

1. Auf dem Weg

„Nur Vergesslichkeit?"

In letzter Zeit, da fehlen mir öfters genau die Worte, die zutreffend eine Situation beschreiben.

Auch fällt mir gerade ein, dass ich mich gestern wieder mal habe gehen lassen im Schachverein – ich war wohl einfach zu aufgeregt bei den Zügen und danach weinte ich über mich selber; denke die anderen Mitglieder haben nicht verstanden, dass ich einen Schachzug zurücknehmen musste – es scheint auch unwichtig zu sein – ich erinnere mich nicht mehr (so genau) – auch nicht mehr an meinen Gegner.

Fühle mich doch manchen Situationen nicht mehr so richtig gewachsen – spreche aber nicht darüber - aber es ärgert mich ungemein.

Ob ich überarbeitet bin - wieso Arbeit, bin ich nicht schon ohne Arbeit?

Vergesse in letzter Zeit immer wieder Dinge – wahrscheinlich Unwichtige. Dagegen gibt es sogar eine Technik, um mich zu erinnern (kleine beschriftete Zettel in der linken oder rechten Hosentasche - wer hat sie geschrieben?).

Überlege jedoch, warum und wo ich mir gestern (oder war es vorgestern) einen Ölerhitzungsbottich für Kartoffelstücke gekauft habe. Auch muss ich mich jetzt doch öfter zur Raison bringen hinsichtlich der täglichen Rasur – die Leute sollen ja nicht denken, dass ich unordentlich bin. Ich verstehe nur nicht, warum ich manchmal meine Hausschuhe im Kühlschrank finde

Werde Mittwoch wieder in den Schachverein gehen – oder am Freitag – „Sagen sie mir bitte nur noch schnell, welchen Wochentag wir heute haben - wissen Sie ich habe letzte Nacht kaum geschlafen".

Diese o.a. Eigenanamnese im Sinne einer Introspektion bietet eine Symptomatik und nach einem ersten psychopathologischen Befund führt diese zu einer Verdachtsdiagnose, die als Ursache für o. g. gezeigtes Erleben und Verhalten eine körperlich begründbare psychische Störung aufzeigen könnte.

Im weiteren Verlauf der Diagnoseerstellung und unter Zuhilfenahme einer Differenzialdiagnose und umfassenden medizinischen Diagnostik (Neurologie, Labor, CT, MRT etc.) kann es den Arzt letzthin zu der Ausschlussdiagnose „Demenz vom Typ Alzheimer" führen.

Solch eine Diagnose bedeutet für den Patienten[2], insofern er sie noch versteht, eine schlechte Prognose! Denn diese Diagnose ist bei dem heutigen Stand der Medizin gleichbedeutend mit einem längeren Siechtum bei gleichzeitiger steter Abnahme der kognitiven Fähigkeiten und einem ebenso steten Verlust von seelischen Funktionen bis hin zum Exitus. Diese Diagnose ist nicht nur für den Patienten, sondern i. d. R. ebenso bei den Partnern, Kindern, Verwandten und Bekannten aufrührend, denn der betroffene Mensch, der Patient, wird sich irreversibel mehr und mehr zu einem „fremden" Kranken entwickeln, der nicht mehr auf den ersten Blick zu einer Kommunikation fähig ist mit seiner Umwelt et vice versa. Er – der Patient - wird nach geraumer Zeit seinen Partner nicht mehr erkennen.

1.1 Problembeschreibung

Diese Krankheit fordert die Betroffen ungemein - es besteht eine im weiteren Verlauf der Krankheit ungemein hohe Herausforderung psychischer und physischer Art an die Partner in dem verbleibenden Zeitraum mit dem Patienten.

Genau diese Herausforderung wird von den Partnern nicht nur als Pflicht, sondern als eine Verantwortung am Patienten gesehen. Dies birgt allerdings ein Dilemma in sich, das einem Teufelskreis gleicht und die Partner i. S. v. Co-Kranken bis an die Grenzen ihrer Leistungsfähigkeit führt (und darüber hinaus).

Oft ist es so, dass diese zukünftigen Betreuer sich meist in der gleichen Altersgruppe (oft ein höheres Lebensalter über 65 Jahre) befinden und selber nicht mehr die „Gesündesten" sind bzw. es sich um deren Kinder handelt, die ein eigenes organisiertes, selbstbestimmtes Leben führen. Hinzukommt, dass Demente im weiteren Verlauf ihrer Krankheit quasi rund um die Uhr betreut werden müssen. Diese – und noch mehr – Facetten sind nach Diagnosestellung (negative Prognose) den Betroffenen (Patient und Partner) meist nicht bekannt.

Eine durchaus unbekannte Facette liegt in dem Abschied der Betroffenen voneinander: es wird Trauer erzeugt und ein unbewusster Abschied beginnt zu diesem Zeitpunkt bei den Betroffenen zu wirken - ebenso schleichend, wie sich auch die Krankheit des Patienten entwickelt.

Die Fragestellungen (Forschungsfragen), die sich dieser Arbeit stellen, lauten:

---

[2] Im weiteren Verlauf wird einfachheitshalber nur die maskuline Form angenommen – es gilt selbstverständlich auch für Patientinnen, Partnerinnen, Klientinnen etc. entsprechend.

1. Inwieweit kann eine „Lernen als Therapie" für den Betreuer den o. g. Teufelskreis durchbrechen, um einerseits die Lebensqualität für die Betroffenen in dem Krankenverlauf zu verbessern und andererseits zugleich ein bewusstes Vorbereiten auf die Phase des Abschieds und das Erleben der Trauerarbeit zu ermöglichen?
2. Welche Möglichkeiten kann der Partner nutzen, um den Patienten therapeutisch zu unterstützen und sich dabei nicht zu vergessen?

1.2 Zielsetzung dieser Arbeit

Ein Ziel dieser Arbeit ist primär die Darstellung von therapeutischen Maßnahmen in Verbindung mit Ermöglichungen (Lernen) für den Betreuer bzw. Partner, unter Berücksichtigung der o. g. Fragestellungen.

Weitere Unterziele sind die Einbettung dieser Krankheit in das gesellschaftliche Umfeld und u.a. deren Wirkungsmechanismen auf die Gesellschaft.

Weiterhin werden aktuelle Möglichkeiten aufgezeigt und Sichtweisen vertreten, die als eine „Liebe auf den zweiten Blick" anzusehen ist. Liegt doch die Ambivalenz für den Partner einerseits begründet in der Treue, Pflicht und Haltung gegenüber dem Patienten und andererseits in der Vernachlässigung bis hin zur Selbstaufgabe (und somit Krankheit) der eigenen Person, was quasi einem Liebesentzug sich selbst gegenüber entspricht. Die systemische Frage hierzu könnte lauten, ob der Patient, wenn er im Vorfeld wüsste, welche psychische und physische Last dem Partner und gleichzeitigem Betreuer zukommt i. S. v. Opfer, er dies aus seiner Sicht nicht ablehnen würde – und zwar aus Gründen der Liebe dem Partner gegenüber.

Es geht also um das Erkennen, Begreifen und Verstehen, wann müssen andere Interventionen eingeleitet werden, bevor die Grenze der Selbstaufopferung erreicht ist.

1.3 Aufbau – Struktur der Arbeit

Das Profil dieser Arbeit orientiert sich an den Quellen der wissenschaftlichen Literatur der Themenbereiche. Hierzu wird in Kapitel 2 das Krankheitsbild „Demenz Typ Alzheimer" (DAT) kurz erläutert. Bei tiefergehender Bedarf an zusätzlicher Literatur ist diese im verwendeten Basiswerk von Möller, Laux und Deister einsehbar - hier konnte aus Gründen der Kontingenz dieser Arbeit nicht weiter recherchiert werden.

Das Kapitel 3 stellt in kompakter Form die therapeutischen Ansätze für den Patienten vor, die aus dem Bereich der Pharmakotherapie und der Psychotherapie herrühren. Weiterhin werden notwendige Punkte wie Beratung und juristische Sichtweisen erläutert.

Darauf nachfolgend wird im Kapitel 4 Lerntherapie und deren Ermöglichung erläutert wie auch der „Teufelskreis" erklärt wird, in welchem sich die Betroffenen befinden. Abschließend werden mögliche Therapien und angebotene Interventionen kompakt dargelegt. Das Kapitel 5 letzthin stellt die Trauerarbeit vor, die geleistet wird und zeigt Ermöglichungen zu Chancen selbiger. Kapitel 6 nimmt in den Fokus die ökonomischen Wirkungen auf den Einzelnen und die Gesllschaft.

Alle Kapitel sind durch ein Fazit abgeschlossen und stellen die Bindung zum nächsten Kapitel dar. Im Schlussteil reflektiere ich die Ergebnisse in Form einer Zusammenfassung, verfestige die Ergebnisse dieser Arbeit und zeige auf, welche aktuellen Hoffnungen und Forderungen bestehen.

Nachstehendes Strukturbild soll diesen Aufbau aufzeigen.

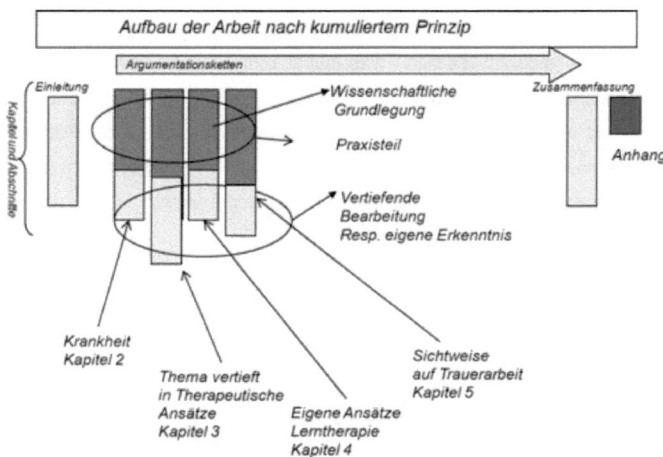

Quelle: Eigene

Abbildung 1: Struktur der Arbeit

1.4 Fazit I

Eine erkenntnistheoretische Sicht auf die Problemstellung und die Aktualität der Diskussion um diese Krankheit zeigt auf, dass das Krankheitsbild DAT derzeit irreversibel ist, der Patient also nicht wieder gesund wird. Deshalb weise ich darauf hin, dass es sich bei dieser Krankheit nicht „einfach nur" um ein organisches Psychosyndrom - eine körperlich begründbare psychische Störung - handelt, sondern um einen komplexen letalen schleichenden Krankheitsprozess, der den ganzen Menschen und sein Umfeld betrifft – seinen Körper, Geist und seine Seele und die seines Partners. Der Kranke wird sich verändern bis zum Exitus - wie wohl dieser Krankheitsprozess auch den Partner verändern wird!

2. Der ganze Mensch

Was macht „den ganzen Menschen" primär aus? Es ist sein Individualität – seine Persönlichkeit! Persönlichkeit ist eine umfassende Beschreibung und Erklärung der Bedingungen, Wechselwirkungen und Systeme, die interindividuelle Unterschiede des Erlebens und Verhaltens erfassen und ggf. eine Vorhersage künftigen Verhaltens ermöglichen (vgl. Fröhlich 2002, S. 330).

Er ist ein Teil des Ganzen – also ein Teil der Bevölkerung und darin bringt er sich auf seine ihm eigene Art ein. Er ist ein Teil der Wohlfahrt, der jeweiligen Kultur, des Images des Volkes und somit auch ein Teil des Gesundheitswesens.

2.1 Die Volkskrankheit

Man schätzt, dass ca. 60 % der Demenzerkrankungen auf Morbus Alzheimer zurückgeführt werden und diese belegen ca. 50 % aller Plätze in den Pflegeheimen. Die Kosten, die hierfür aufgewendet werden müssen, können nur geschätzt werden. Sie liegen sicherlich oberhalb von 10 Milliarden Euro pro Jahr allein in Deutschland (vgl. Koeslin 2007, S. 191).

So zeigt nachstehende Abbildung eine Prävalenz zu Altersgruppen anschaulich auf.

Altersgruppe	Mittlere Prävalenz (%)	Geschätzte Krankenanzahl nach Alterstruktur Anfang 2007
65 - 69	1,2	66.000
70 - 74	2,8	111.000
75 - 79	6,0	184.000
80 - 84	13,3	288.000
85 - 89	23,9	256.000
90 und älter	34,6	197.000
65 und älter	6,8	1.102.000

Quelle: Die Epidemiologie - www.deutsche-alzheimer.de

Abbildung 2: Prävalenz von Demenzen

Diese Prävalenz kann mittels einer Hochrechnung der Bevölkerung der Bundesrepublik Deutschland genutzt werden, um eine erste Anzahl an „Kranke" zu erhalten. Hierzu habe ich im Anhang 5: Hochrechnung Alzheimer Kranke (Seite 66) relevante Zahlen ermittelt und komme zu einem ersten Ergebnis, dass wir zum Beispiel in dem Jahr 2030 bei einer hochgerechneten Bevölkerungszahl von ca. 77 Millionen Bürgern eine Anzahl von ca. 1,5 Millionen „Alzheimer Kranke" aufweisen. Die genaue Erfassung dieser Zahlen und deren gewichtete Verteilung innerhalb der Bevölkerung muss seitens des Bereichs Gesundheitswissenschaften hinsichtlich Risikopotentials Rechnung getragen werden. Dahingehend nämlich, dass konkrete Lösung diese gesundheitlicher Probleme erarbeitet werden.

Weiterhin liefert diese Hochrechnung u.a. die Information, dass im Jahr 2050 der prozentuale Anteil der der Kranken ca. 2% der Bevölkerung ausmacht!

Schon an dieser Stelle kann konstatiert werden, dass es sich dabei um eine Volkskrankheit handelt (vgl. BMBF 2011, S. 35). Eine Volkskrankheit, die es „in sich hat" – mehr hierzu in der Studie in Kap. 6.

Ferner ist bis dato ist nicht ausreichend erforscht, ob DAT einer sozialen Gruppe zuzuordnen ist und / oder ob Ernährungsgewohnheiten bzw. ein bestehende Vorerkrankung wie Diabetes, oder auch Vererbung etc. eine Relevanz aufweisen.

Es ist also weder eine genotypische noch phänotypische Ausprägung erkennbar.

2.2 Neuropathologische Erklärung

Möller definiert DAT wie folgt: „Es handelt sich um eine primär degenerative, zerebrale Erkrankung mit typisch neuropathologischen Kennzeichen (Hirnatrophie, pathologische Fibrillenveränderungen, amyloide Plaques)" (Möller / Laux / Deister 2005, S. 198).
Vereinfacht kann konstatiert werden:

    a) dass eine Volumenabnahme des Gehirns (primär frontal) vorliegt,

    b) dass Veränderungen des TAU-Proteins auftreten, das zu Alzheimer-Fibrillen verändert (paarige spiralige Proteinstränge) wird und sich in den Pyramidenzellen des Neokortex vermehrt; es ist im Hippocampus und in der Amygdala wiederzufinden, und

c) Ebenso treten amyloide Plaques (Ablagerung eines bestimmten Proteins) vermehrt im zerebralen Kortex (Großhirnrinde) auf und auch im Hippocampus (vgl. ebenda).

Das Schaubild in Anhang 3 verweist auf die genannten Punkte.

Neben den oben beschriebenen neuropathologischen Veränderungen sind verschiedene Neurotransmitter-Systeme (z. B. cholinerges, dopaminerges, noradrenerges, serotonerges, glutamaterges System) betroffen. Gerade am Anfang der Krankheit liegt im cholinergen System ein Mangel an Acetylcholin vor (wichtig für Aufmerksamkeit und Konzentration)[3] (ebenda).

2.3 Demenz bei Alzheimer Krankheit - Diagnostische Kriterien

Die Symptomatik von Demenz ist wie folgt: Demenz (nach ICD-10 F00-F03[4]) ist ein Syndrom als Folge einer meist chronischen oder fortschreitenden Krankheit des Gehirns mit Störung vieler höherer kortikaler Funktionen, einschließlich Gedächtnis, Denken, Orientierung, Auffassung, Rechnen, Lernfähigkeit, Sprache und Urteilsvermögen. Das Bewusstsein ist nicht getrübt. Die kognitiven Beeinträchtigungen werden gewöhnlich von Veränderungen der emotionalen Kontrolle, des Sozialverhaltens oder der Motivation begleitet, gelegentlich treten diese auch eher auf (vgl. DMID ICD-10 F0 2012, Abs. 1).

Dieses Syndrom kommt bei Alzheimer-Krankheit (F00.1 – Demenz bei spätem Beginn (älter als 65 Jahre)), bei zerebrovaskulären Störungen und bei anderen Zustandsbildern vor, die primär oder sekundär das Gehirn betreffen.

Müßigbrodt et al. zeigen auf, dass die Alzheimer-Krankheit also eine primär degenerative zerebrale Krankheit ist, mit einer unbekannter Ätiologie und charakteristischen neuropathologischen und neurochemischen Merkmalen. Sie beginnt

---

[3] Hier kann „man" sofort an Aspirin denken – und es gab auch schon langfristige Studien in den USA (über 10 Jahre hin) um durch / mit einer einfache erhöhten Gabe an diesem Wirkstoff Alzheimer stoppen zu können. Leider erwies sich eine entsprechende Wirkung – auch mittels Kontrollgruppen als nicht nachweisbar gestalten.

[4] Klassifikationsnummer nach WHO - vollständig : ICD-10 F00.1. ICD = International Classification of disease.

meist schleichend und entwickelt sich langsam, aber stetig über einen Zeitraum von mehreren Jahren (vgl. Müßigbrodt et al. 2010, S. 22).

Nachstehende Tabelle soll einen Überblick über die Symptomatik erleichtern.

Tabelle 1: Überblick Symptomatik Demenz bei Alzheimer-Krankheit

Merkmale nach ICD-10 F00	Bemerkungen
Abnahme des Gedächtnisses	Kurzzeitgedächtnis nimmt ab / Langzeitgedächtnis im Verlauf ebenso
Abnahme anderer kognitiver Fähigkeiten, Orientierungen, Urteilsvermögen, Planungsvermögen, Verhalten im täglichen Handeln	Abstraktes Denken vermindert, Neuropsychologische Symptome (Aphasie, Agnosie, Apraxie, Alexie, Agraphie, Akalkulie)
Es dürfen keine qualitativen oder / und quantitativen Bewusstseinsstörungen vorhanden sein.	Ausschluss von Benommenheit, Somnolenz, Sopor, Koma, Eintrübung, Verschiebung, Einengung
Verminderung der Affektkontrolle, des Antriebs oder des Sozialverhaltens (mind. eines: emotionale Labilität, Reizbarkeit, Apathie, Vergröberung des Sozialverhaltens)	Späte Veränderung der Persönlichkeit, jedoch können psychopatische Symptome zusätzlich auftreten wie Wahn, Halluzinationen etc.
Die Störungen müssen bereits mind. 6 Monate bestehen, bevor eine abgesicherte Diagnose erstellt wird.	Ist Voraussetzung für Diagnose.
Es muss eine körperliche Erkrankung nachweisbar sein.	Ist Voraussetzung für Diagnose.
Schleichender Beginn mit stetiger Verschlechterung	Verlauf in der Form ist Voraussetzung für Diagnose.
Ausschluss fehlender klinische Hinweise oder Befunde andere Demenzursache (z. B. Hirnblutung)	Ist Voraussetzung für Diagnose.

Quelle: Eigene

Der Krankheitsverlauf wird in Stadien beschrieben. Durch die degenerativen Veränderungen des Gehirns setzen erste Anzeichen eines vorzeitigen Abbaus intellektueller Funktionen ein, der in einen mehrjährigen irreversiblen Prozess zunehmender Beeinträchtigungen einmündet. Dies beginnt mit Störungen des Kurzzeitgedächtnisses.

Später treten neben Störungen des Langzeitgedächtnisses fortschreitende Sprach- und Sprechschwierigkeiten, Unrast, Reizbarkeit, Aggressivität und/oder Stimmungslabilität hinzu; das Krankheitsbild endet nach Ablauf von einigen Jahren in totaler Desorientiertheit und Hilflosigkeit der Betroffenen im Sinne von Zwangsernährung und Bettlägerigkeit – der Exitus tritt meist aufgrund eines herabgesetzten Immunsystems ein (z. B. Lungenentzündung) (vgl. Fröhlich, 2002 S. 56; vgl. Möller 2005, S. 202).

Nachfolgende Abbildung soll den Verlauf hinsichtlich Störungen der abnehmenden Gedächtnisleistung skizzieren bzw. als eine bildliche Erläuterung des Sachverhaltes dienen

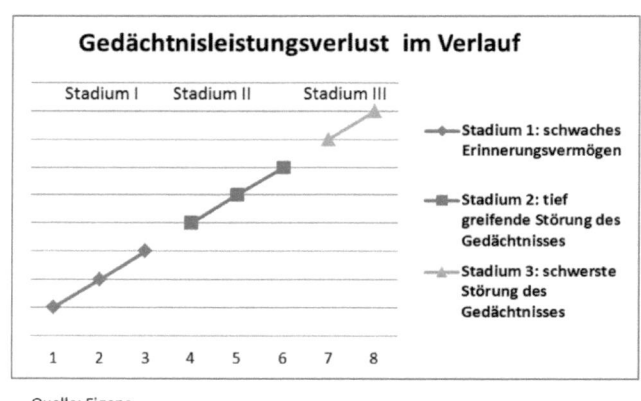

Abbildung 3: Stadien und Verlauf DAT

In häufig gestellten Fragen der Betroffenen „verstecken" sich die elementaren Ängste der Betroffenen – „wie lange hab ich mein Gedächtnis und wie verändere ich mich?"

Der Verein „Alzheimer Forschung Initiative (AFI) e.V." hat diese Fragen in den einzelnen Stadien m. E. in treffender Sprache (nicht im Fachjargon der Neurologen) beantwortet - ich greife hierauf in den nachstehenden Absätzen zu.

Die Stadien im Detail:

Stadium 1: Am Anfang der Erkrankung sind Alzheimer-Patienten kraft- und energielos und verlieren an Spontaneität. Diese Symptome werden jedoch meist nicht als relevant empfunden. Die Patienten zeigen leichte Gedächtnisstörungen und Gemütsschwankungen; sie lernen kaum noch und reagieren manchmal in unbekannten Situationen langsam. Nach einer Weile beginnen sie vor allem Neuen zurückzuschrecken und bevorzugen das, was ihnen gut bekannt ist. Der Gedächtnisverlust beginnt sich auf die Arbeit auszuwirken. Der Patient ist verwirrt, vergisst schnell und beurteilt Dinge falsch (vgl. AFI 2012).

Stadium 2: In diesem Stadium kann der Alzheimer-Kranke noch alleine Aufgaben erfüllen, benötigt jedoch schon Hilfe bei der Lösung komplexer Aufgaben. Seine Sprache wird simpler und die Auffassungsgabe langsamer. Die Patienten vergessen oft mitten im Satz, was sie sagen wollten. Sie können sich außerhalb des Hauses verirren oder sie vergessen, Rechnungen zu bezahlen. Wenn Alzheimer-Kranke spüren, dass sie die Kontrolle verlieren, können sie depressiv, irritiert und unruhig werden (ebenda).

Die Individualität nimmt schnell ab und die Persönlichkeit, die vormals diesen Menschen auszeichnete, geht verloren. Ereignisse, die lange zurückliegen, werden erinnert, während das, was erst kürzlich war, schwer zu erinnern ist. Die fortgeschrittene Alzheimer-Erkrankung wirkt sich auf die Fähigkeit der Kranken aus, zu verstehen, wo sie sind, welcher Tag ist und welche Uhrzeit. Pflegende Angehörige müssen einfache und klare Anweisungen geben und diese oft wiederholen. Wenn der Gedächtnisverlust des Alzheimer-Kranken fortschreitet, erfindet er Worte (Umschreibungen) und erkennt bekannte Gesichter nicht mehr (ebenda).

Stadium 3: Im Endstadium können Patienten nicht mehr kauen und schlucken. Der letzte Rest ihrer Persönlichkeit schwindet. Die Gedächtnisleistung ist noch sehr schwach und niemand wird von dem Patienten wieder erkannt. Er verliert die Kontrolle über Blase und Stuhlgang und benötigt intensive Pflege. Alzheimer-Patienten erkranken an Lungenentzündung, Infektionen oder anderen Krankheiten. Atmungsprobleme werden größer, besonders, wenn der Patient bettlägerig wird. Diese Folgen führen schließlich zum Tod (ebenda).

Eine Ermöglichung zur bildlichen Erklärbarkeit bietet nachstehendes Modell eines Kurvenverlaufs – es kann zu unterschiedlichen Erklärungen dienen. Zum Beispiel zum Vergleich der kognitiven Fähigkeiten „Kranker" vs. „Gesunder", die altersgerecht scheinen, oder zu der Sicht, dass eine Rückführung / Analogie der Kranken zu einem embryonalen Stadium erreicht wird – quasi eine inverse Form des Werdens.

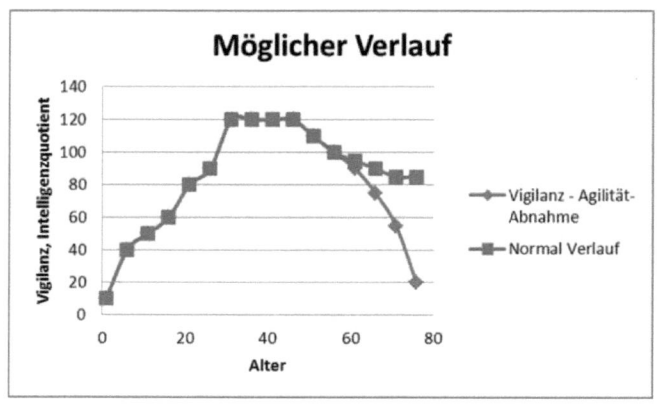

Quelle: Eigene

Abbildung 4: Ein Erklärungsmodell

Beispiel zu o. Modell: wenn DAT im Alter von 65 Jahren diagnostiziert wurde, zeigt dieses Modell die Abnahme der Vigilanz (im Sinne von Lebensteilnahme). Wie gesagt, es ist ein Erklärungsmodell.

2.4 Fazit II

„Alzheimer" ist eine Volkskrankheit! An sich wollen „wir Menschen" doch bin ins hohe Alter bewusst am Leben teilhaben und sicher ist uns auch bewusst, dass wir nicht uns messen dürfen im hohen Alter mit Leistungen eines Dreißigjährigen resp. mit den Leistungen, die wir selber in diesem Alter erbrachten. Jedoch wenn wir die o. g. Stadien genauer ansehen und diese vergleichen mit der in der Einleitung enthaltenen Szene, dann lässt sich aufgrund der bis dato erarbeiteten Daten und Sichtweisen das Stadium 1 konstatieren. Sicher muss stets eine psychische und neurologische Untersuchung vorgenommen, eine Fremdanamnese erhoben(auch Aussagen von Verwandten inkludieren) sowie eine neuropsychologische Testuntersuchung durchgeführt werden. Ebenso sind laborchemische Untersuchungen sowie CT bzw. MRT des Gehirns durchzuführen (eine Hirnatrophie allein sagt nichts über DAT aus!) (vgl. Möller 2005, S. 203).

Eine Differenzialdiagnose ist ebenso vorzunehmen (gerade wg. schwerer Depressionen bzgl. Systemüberlappung). Es bleibt: Der Patient wird sich verändern im Krankheitsverlauf, der sich über eine durchschnittliche Dauer von 7 Jahre nach der Diagnosestellung erstreckt. Dies ist allerdings von Patient zu Patient verschieden. In einigen Fällen leidet der Kranke bis zu 20 Jahren und mit ihm sein Umfeld!

Die Erkenntnis aus Vorgenanntem zeigt, dass je früher DAT diagnostiziert wurde, desto eher kann mit möglichen Therapien begonnen werden, die Patienten wie auch Partner und Betreuer einschließen. Denn die emotionale Verfasstheit wie auch die Denkmuster der Betroffenen sind ab jetzt nicht mehr auf das „WAS habe ich" ausgerichtet, sondern auf das „WIE geht es weiter und WIEVIEL Lebensqualität" kann geleistet werden und letzthin die Frage nach „WIELANGE lebe ich noch". Diese Fragen können zum Teil treffend beantwortet werden, denn durch Beratung und Unterstützung kann viel von der ersten Überforderung der Betroffenen genommen werden. Ein abgestimmter Mix von Maßnahmen, mittels einer auf den Patienten abgestimmten Therapie, lässt Lebensqualität in besserem Licht erscheinen, als i.d.R. zuerst gedacht.

3. Therapeutische Ansätze

Therapeutische Maßnahmen sind das Mittel der Wahl, um den Krankheitsverlauf zu lindern resp. die Lebensqualität im Verlauf zu verbessern. Unterscheidbar sind i. d. R. Pharmakotherapien und Psychotherapien - und im weiteren Sinne Beratung der jeweiligen Bezugsperson. An sich kann man von einer am Symptom orientierten Therapie sprechen – z. B. bei zusätzlicher Depression mit Antidepressiva.

3.1 Pharmakotherapie

Gerade im ersten und zweiten Stadium der Krankheit sind unzweifelhaft Pharmakotherapien mit Zielrichtung kognitiver Systeme angebracht. Hier kann eine medikamentöse Therapie den Krankheitsverlauf auf eine gewisse Zeit hin den fortschreitenden Verlust kognitiver Fähigkeiten aufhalten, gerade die Alltagskompetenz kann so im Verlauf der Krankheit längerfristig erhalten bleiben. Pflanzliche wie auch chemische Nootropika kommen hierbei zum Einsatz.

Ob und inwieweit Neuroleptika resp. Antidepressiva zum Einsatz kommen sollen, ist abhängig von Krankheitsbild und -verlauf und der Verträglichkeit. Dies muss mittels Panel durch den Psychiater / Arzt verfolgt werden. Die Partner resp. Betreuer sind hier insbesondere gefordert, ihre Beobachtungen mit einfließen zu lassen.

Da dieses Fachgebiet nicht nur tiefgreifende Kenntnisse erfordert, sondern den Rahmen dieser Ausarbeitung sprengen würde, verweise ich auf auf entsprechende Fachliteratur.

3.2 Psychotherapie

Eine der weitestgehend eingesetzten Therapien ist die Kognitionstherapie. Sie setzt an bei den noch vorhandenen Fähigkeiten (wie z. B. Lesen und Schreiben) und versucht über Aktivierung des Gedächtnisses – also Training – den Patienten zu stimulieren. Die Ergebnisse hinsichtlich Erhalt resp. Steigerung der kognitiven Fähigkeiten sind nicht wirklich von Relevanz, allerdings können sich die Stimmungslage und der gefühlte Selbstwert der Patienten verbessern.

Da i. d. R. Orientierungsstörungen (zeitlich, örtlich, situativ) vorliegen, kann ein Realitätsorientierungstraining sicherlich die Patienten in ihrer Alltagskompetenz unterstützen. Das startet bei Beschriftungen resp. mit Piktogrammen von Zimmertüren, Schränken und Schubladen bis hin zu Kleidungsstücken, welche zusammengehörig sind (gleiche Fadenfarbe eingenäht). Weiterhin kann mittels operanter Konditionierung (Loben für richtiges Verhalten) erfolgreich mit dem Patienten sein Alltagsleben gefördert werden.

Letzthin strebt auch der kranke Mensch nach Anerkennung. Von Tadel ist jedoch abzusehen! Es bietet sich weiterhin an, mit dem Patienten über sein Leben, seine Biographie zu sprechen. Er ist hierbei auf der sicheren Seite und Fachmann bzgl. seines Lebens – insofern kann, selbst wenn es zu Wortfindungsstörungen kommt (und dies wird es), der Patient mit anderen Worten sich darbieten. Diese „Gesprächstherapie" hat Aufforderungscharakter und bietet die Anerkennung, wie wohl auch Empathie (Interesse vorausgesetzt) seitens der Betreuer erwartet wird.

Unabhängig vom Fortschritt der Krankheit ist sowohl eine Kunsttherapie als auch eine Musiktherapie eine gute Wahl. Beide Therapieformen bieten sich von der Biographie des Kranken her schon an (schon in der Kindheit malen und musizieren die meisten Kinder gerne – und das Langzeitgedächtnis der Dementen hat diese Information und die Amygdala die Emotionen hierzu gespeichert). Ob nun eine Zeichnung mit hellen Wasserfarben (es kommt dabei nicht auf das Gemalte selber an) erstellt wird oder ob eine Klangbildung mit Instrumenten in der Gruppe erzeugt wird, scheint nicht relevant zu sein. Wichtig sind das aktuelle emotional Erlebte seitens des Patienten und seine daraus resultierende positive Verfassung. Weiterhin wichtig vor allem ist ein angstfreier Raum (Wohnung), in dem immer die gleiche Orientierung ermöglich wird – i. S. v. Orientierungspunkten.

Es muss eine vertraute Umgebung vorliegen – nur so kann die Lebensqualität so weit wie möglich als geborgen angesehen werden. Gerade ein Ortwechsel kann sich kontraproduktiv auf das Verhalten des Patienten auswirken und eine dramatische Verschlechterung der kognitiven Fähigkeiten bedeuten, wo runter die emotionale Verfasstheit erheblich leidet.

3.3 Beratung

Der behandelnde Arzt wird den Betroffenen (Patienten und Partner bzw. Betreuer) notwendige Unterlagen und Ansprechpartner zu Verfügung stellen. Es muss, da i. d. R. diese nicht wissen, wie sie mit der Krankheit umgehen sollen, seitens des Arztes eine Aufklärung erfolgen (vgl. Möller 2005, S. 207).

Je nachdem, in welchem Stadium der Patient sich befindet, ist der Partner alleine derjenige, auf den nun ein Lernprozess einzuwirken beginnt und auf dessen Schultern nun die Verantwortung für das zukünftige gelingende Leben beider lastet. **Die Ansprechadresse erster Wahl ist die „Deutsche Alzheimer Gesellschaft"**[5]. Möller et al. führen hierzu an, „…dass eine intensive Beratung der Angehörigen die Tragfähigkeit der Familie erhöht und die Häufigkeit von Heimunterbringungen reduziert" (Möller 2005, S. 2007).

3.4 Exkurs: Juristische Sichtweise

Weiterhin werden Dinge von juristischer Relevanz auf den Partner bzw. Betreuer zukommen, die sich aus der verminderten Teilhabe des Kranken i. S. v. rechtlicher Verantwortung speist. Man muss sich im Klaren sein, dass sich die Geschäftsfähigkeit wie auch die Deliktfähigkeit im Krankheitsverlauf widerspiegelt. Es kann sein, dass der Kranke Geschäfte abschließt oder mit seinem Auto einen Unfall hat – alle im Verlauf entstehenden Vermögensschäden etc. sind im Vorfeld zu bedenken. Allerdings jetzt einfach zu folgern, dass ein Entzug der Vollmündigkeit die Dinge heilt, ist eine falsche Annahme. Es kann und darf nicht sein, dass nach einer Diagnose sofort ein Vormund eingesetzt wird, der alle Dinge des Kranken regelt und diesen quasi entmündigt. Insofern hat der Gesetzgeber zum 1.1.1992 das Betreuungsgesetz verabschiedet, in dem die Rechte der Betroffenen durch Betreuer geregelt sind (§§ 1896 BGB).

In Absatz Eins führt dieser an:

„(1) Zum Betreuer bestellt das Betreuungsgericht eine natürliche Person, die geeignet ist, in dem gerichtlich bestimmten Aufgabenkreis die Angelegenheiten des Betreuten

---

[5] Die lokalen Adressen sind im Internet unter der URL http://www.deutsche-alzheimer.de/index.php?id=61&no_cache=1 einsehbar bzw. lautet die Adresse: Deutsche Alzheimer Gesellschaft e.V., Selbsthilfe Demenz, Friedrichstr.236, 10969 Berlin, Tel.: 030-25 93 79 5-0

rechtlich zu besorgen und ihn in dem hierfür erforderlichen Umfang persönlich zu betreuen" (§ 1897 BGB DEJURE 2012 Abs. 1).

In der Regel sind es doch die Ehepartner oder Kinder des Kranken, die eine Betreuung übernehmen. Ferner ergibt sich aus der Betreuung heraus eine Tätigkeit, die nicht klar beschrieben ist und <u>nicht</u> mit Liebe und Einsicht allein (beides scheint unabdingbar) zu bewältigen ist. Das Wissen über DAT selber fehlt - wie auch darüber, wie mit Situationen umgegangen werden soll wie:

- nächtliche Unruhe und Umherwandern des Patienten,
- Aggressivität,
- Anweisungen und Anweisungsformen,
- Gesprächsführungen,
- Anleiten zu Alltagshandlungen,
- Körperliche Pflege und Begleitung,
- etc.

Die Betreuer sind mit dem Zustand oft ebenso überfordert wie der Kranke selber. Ein paar Beispiele zu der Verfasstheit der Betreuer hierzu:

- Sie sind selber krank oder haben nicht die notwendigen Kräfte oder erkennen die eigenen Grenzen nicht.
- Sie leiden unter Schuldgefühlen und Überlastung.
- Die Rollen verkehren sich – der Kranke kann nicht mehr, wie bis dato „Alles" erledigen (wie Geschäfte, Bank, Garten etc.).
- Sie sind selber voll ausgelastet, berufstätig etc.

Fragen und Antworten hierzu bieten nicht nur relevante Selbsthilfegruppen für den Kranken und den Betreuer bzw. auch Paar in Gruppen (Ärzte raten unbedingt dazu, sich vor Ort einzubringen), sondern der Betreuer kann hierbei auch die Hilfe von Therapeuten in Anspruch nehmen – speziell Ergotherapeuten, Psychotherapeuten oder Altenpfleger.

3.5 Fazit III

Es sind durchaus therapeutische Angebote vorhanden, die den Krankheitsverlauf bzgl. Lebensqualität erheblich verbessern, sodass bis hinein in das dritte Stadium der

Krankheit eine Abfederung der Problematiken erfolgen kann. Das Mittel der Wahl ist eine Mixtur aus allen Therapieformen – der Verzicht auf eine hat unmittelbare Wirkung auf die andere. Insofern ist der Arzt der erste Ansprechpartner für den Patienten UND für den Betreuer. Die Beratung wie auch, die wichtigen rechtlichen Sichten wahrzunehmen, sind weitere Schritte, die notwendig und richtig sind. Sich **allein** „auf den Weg zu machen" bedeutet, sich in einen Teufelskreis zu begeben, der für den Betreuer selber pathogene Züge aufweist.

Es bleibt dem Betreuer m. E. ein Weg, der ihm helfen kann – der Weg des „Lernens"! Das Bundesministerium für Gesundheit erläutert hierzu:" ... Die Angehörigen müssen nicht nur das Wissen um eine schwere, unheilbare Krankheit eines geliebten Menschen bewältigen, sondern auch Entschlüsse zur zukünftigen Versorgung und Pflege des betroffenen Familienmitglieds treffen." (BMG 2012, Abs. 1).

4. Therapie - der Weg des Lernens

Therapie ist eine Bezeichnung für Interventionen zur Behandlung von somatischen bzw. psychischen und psychosomatischen Störungen, ihrer Ursachen und Symptome mit dem Ziel der Wiederherstellung von Gesundheit und Wohlergehen – hin zu einem gelingenden Leben.

Allerding ist es weder Ziel der Arbeit, eine Rezeptur für gelingendes „Leben" darzubieten (vgl. auch Müller-Commichau 2007, S. 7), noch die Emergenz der individuellen Systeme (Individuen) in Taxonomien von Lernprozessen zu pressen oder verfestigen, sondern anhand von psychotherapeutischen Verfahren das Miteinander der Betroffenen transparent zu machen und eventuell zu erleichtern.

Im Grunde jedoch geht es im speziellen Fall nicht primär um eine Intervention nach einer Erkrankung, sondern (im besten Fall) um eine Prävention für den Betreuer.

Es sind vorweg jedoch Begriffe aus dem Bereich der Lerntherapie zu erläutern.

4.1 „Lerntherapie" – der Teufelskreis

Lernen ist nach Colo et al. (1999) eine individuelle Anpassung an spezifische Umgebungsbedingungen. „Hierdurch wird es dem Organismus ermöglicht, aufgrund früherer individueller Erfahrung in neuen Situationen angemessen reagieren zu können. Das Lernen ist dabei keineswegs ein einheitliches Phänomen; es kann vielmehr in unterschiedlichsten Formen und auf verschiedenen Mechanismen beruhen (…), die für unterschiedliche Lernformen im Nervensystem verantwortlich sind" (Colo / Cristaller / Pöppel 1999, S. 42).

Der Betreuer wird „lernen" müssen mit den Situationen, die sich im Verlaufe der Krankheit verändern (z.B. die Alltagskompetenz des Patienten), umzugehen.

Bödeker definiert anhand der Strukturanalysen von Betz / Breuninger aus dem Jahr 1997: „Unter dem Begriff Lerntherapie wird allgemein eine spezielle pädagogisch-psychologische Förderung für Menschen mit Lern- und Leistungsstörungen verstanden, unabhängig davon, ob es sich bei den betroffenen Menschen um Kleinstkinder, Kinder, Jugendliche oder Erwachsene handelt. Das Spektrum der Lern- und Leistungsstörungen reicht dabei von anlagebedingten Wahrnehmungs- und

Teilleistungsschwächen über psychosozial bedingte Lernblockaden und Entwicklungsverzögerungen bis hin zu umschriebenen Entwicklungsstörungen." (Bödeker 2011, S. 2).

Der Betreuer ist nach o. g. Beschreibung sicherlich nicht in diese Gruppe einzuordnen – doch DAT selber „entlernt" den Patienten und Teilleistungsschwächen beginnen sich bei ihm im Laufe der Erkrankung zu etablieren. Insofern sind der Prozess (s. Anhang 2) und der Teufelskreis (s. Anhang 1) einerseits Erklärungsmodell und andrerseits die Basis, um als Betreuer selber zu erkennen, wie er seine Deutungsmuster und Emotionsmuster erklärt und was er tun könnte.

Die Psychologen Betz und Breuninger haben in den 80er Jahren Pionierarbeit geleistet und ein Modell wie auch Interventionsmöglichkeiten entwickelt, das sie bei Lernschwächen von Kindern und deren Eltern einsetzten – ein Strukturmodell. Dieses Modell bietet sich ebenso in diesem Fall als Erklärungsmodell an, da es die negativen Strukturen und Wirkungen eines systemischen Kreislaufes anschaulich und fundiert aufzeigen kann.

Dieses „Modell des Teufelskreises" (wie im Anhang 1 aufgezeigt) soll somit zur Situation bzgl. der Verhaltensmuster der Betroffenen eine begreifliche Sicht vermitteln.

Stellen Sie sich folgendes Szenario vor:

Der Patient legt einfach seine schmutzigen Schuhe in den Kühlschrank. Als Sie ihn darauf ansprechen, beginnt er zu weinen, verdächtigt Sie, bezichtigt Sie der Kontrolle. Nach einer heftig geführten Diskussion mit ihm zieht er sich in sein Zimmer zurück. Sie sind enttäuscht und traurig und der Patient ebenso. Sie beginnen nun verstärkt mit Kontrolle und Hinweisen an ihn – er wiederum sieht Sie dies als einen Liebesentzug an und begegnet Ihnen vermehrt mit Misstrauen. Beide Betroffene sind nun in dem Stadium, indem die Frustrationstoleranz abgesenkt ist und Leistungsenttäuschungen zu wirken beginnen, die sich wieder systemisch auf zukünftiges Verhalten auswirken. Der Teufelsprozess (ein Aufschaukeln) ist in Gang gesetzt – die emotionalen Deutungsmuster prägen sich jetzt mehr und mehr ein bei den Betroffenen.

Es werden Situationen auftreten, die so im Vorhinein nicht absehbar sind in ihrem Wirken – z.B. trifft Patient der auf ehemalige Bekannte, Arbeitskollegen etc. „und" er erkennt diese nicht mehr. Dieser Kreis von „Externen" ist i.d.R. anfangs nicht involviert in das Krankheitsbild und es scheint, dass der Patient durch seine Reaktion, auf diese ihm „Fremden", durch unbeabsichtigte Reaktionen, ein Befremden auslöst. Hier gilt es schnell den externen Kreis insoweit aufzuklären - auch wenn bei Manchen hierdurch eine Stigmatisierung des Patienten erfolgen kann. Nun dies ist auf Unwissenheit zurückzuführen. Fakt ist, der externe Kreis – also die Anzahl Freude, Bekannte etc. wird sich erheblich verkleinern!

Diesem Teufelskreises kann, bei Kenntnis vorausgesetzt, gerade vom Betreuer entgegengewirkt werden!

Allerdings - eine Lösung im Sinne von „Wir wissen jetzt, wie es nicht funktioniert" bietet dieses Modell nicht, sondern es zeigt als externes Medium auf, welche Beziehungen zwischen den Betroffenen Veränderungen unterliegen und zu einem negativen Lebensbild führen können. Aber es bietet Erkenntnismöglichkeiten für den Betreuer.

4.2 Alltägliches

Wenn zum Beispiel bis dato der Patient immer den Kaffee morgens machte, damit gemeinsam gefrühstückt werden konnte, und er an dem Morgen auf einmal die Kaffeemaschine nicht mehr bedienen kann (beginnende Apraxie), oder er kann sich nicht mehr anziehen, dann ist dies sicherlich nicht auf den Unwillen des Patienten zurückzuführen. Insofern muss die Reaktion des Betreuers „Gelassenheit" sein. Mit dem Patienten sowie mittels einfacher verständlicher Sprache und durch Vormachen der komplexen Handlung des Kaffeemachens resp. des Anziehens soll miteinander die Situation entspannt und neu erlebt werden.

Durch danach erteiltes Lob, über den Kaffee oder die Handlung, nimmt der Betreuer dem Patienten die Angst vor etwaigem Tadel, zeigt Vertrauen und erlaubt so dem Patienten, sich doch wiederum „an das Kaffeemachen" oder an das „Anziehen" zu trauen.

Fenske-Deml schreibt in ihrem Buch „Mein Gehirn kennt mich nicht mehr", dass Apraxiepatienten ungeschickt wirken und es wie ein Slapstick auf Beobachter wirkt (vgl. Fenske-Deml 2000, S. 164). Kommen jetzt bei dem DAT-Patienten noch Wortfindungsstörungen (Aphasien) hinzu, dann ist der Patient erregt und letzthin verzweifelt. Eine verniedlichende, lässige Bemerkung in Bezug auf den Umgang mit der Situation kann sich auf Erleben und Verhalten des Patienten verheerend auswirken (ebenda).

4.2.1 Aufnahme der Biographie

Gerade erfahrene Therapeuten und Ärzte kennen diese Fehler im Umgang mit Patienten und raten dringen zu einer unterstützenden Beratung im Umgang mit Patienten. Sie verweisen nicht nur auf sogenannte „Fragen und Antworten", sondern erarbeiten mit dem Betreuer die Biographie des Kranken – idealerweise zusammen mit dem Kranken.

Hieraus kann zum Beispiel abgeleitet werden:

- welche Vorlieben der Kranke hat bzgl. Musik,
- welche Landschaft er mag/vorzieht,
- welche Bücher/Geschichten er gerne liest hört (Hörbücher sind eine gute Wahl),
- ob er gerne im Garten sitzt,
- welchen Besuch er mag (und welchen nicht) und
- Wie seine (SEINE) Lebensgeschichte lautet, was sind die markanten Punkte darin.

Gerade dieses Wissen um und vom Patienten hilft dem Betreuer in Situationen eine Beruhigung herbeizuführen (Angstsymptome, Unruhe etc.). Weiterhin unterstützt diese Lebensgeschichte die Identifikationsbemühungen des Patienten, sich mit seiner Geschichte wohlzufühlen, um sein „Ich" zu behalten. Hier hilft eine einfache Kladde schon, ein in einfachen Worten und Bilder (Fotos von früher!) mit dem Patienten erarbeitetes Lebensbuch. Eine Art Geschichtsbuch zu sich selber!

Ein kleines Gedicht von Hermann Hesse führt uns hierzu näher zu den Wurzeln des „Warums":

> *"Jeder Mensch ist nicht nur er selber,*
> *er ist auch der einmalige, ganz*
> *besondere Punkt, wo die Erscheinungen der Welt sich kreuzen,*
> *nur einmal so und nie wieder.*
> *Darum ist jedes Menschen Geschichte wichtig*
> *und jeder Aufmerksamkeit würdig."*

4.2.2 Verhandeln – Loben oder Tadeln?

Darüber hinaus ist das Wissen um wiederkehrende Handlungen (Einleitung, Durchführung und Abschluss) von ungemeiner Bedeutung – auch unter zeitlich wiederkehrenden Aspekten. Beispielweise die morgendliche Körperreinigung – hier gilt es ein Ritual miteinander zu verfestigen, auf das sich der Patient verlassen kann.

Im Übrigen sind Gesprächstechniken und Einsichten des Betreuers vonnöten in Situationen, wo die Einsicht des Kranken fehlt – gerade wenn der Patient Halluzinationen (Wahrnehmungsstörung) hat. Zum Beispiel riecht der Patient Gas in der Wohnung, obwohl kein Gasanschluss vorhanden ist. Hier gilt es nicht zu diskutieren, sondern z. B. das Fenster zu öffnen, eine Notlüge einzustreuen, dass der Installateur kommt, um dadurch den Kranken abzulenken.

Der Umgang mit Apraxie und Aphasie will „gelernt" werden. Außerdem ist zu beachten, dass sowohl eine Unterförderung als auch eine Überforderung zu Demotivation und im Ergebnis zu Misserfolgserlebnissen führt.

Lob und Ermunterung – Förderung und Forderung – so lauten letzthin die Prämissen an den Betreuer. Zwang, Tadel und Auseinandersetzungen sind kontraproduktiv und sind zu vermeiden. Letzthin können diese zu einer Aggressionslabilität führen (Schreien, Weinen oder Rückzug). Wenn sich der Patient zum Beispiel bei der morgendlichen Toilette partout weigert, sich zu waschen, dann muss dieses Ritual auf später verschoben werden! Eventuell bieten Sie dem Kranken eine Belohnung an, falls er sich wäscht. Diese Szene wird sich sicherlich öfter wiederholen, so dass der Betreuer manche Situationen aushandeln muss, da eine Einsicht beim Kranken nicht gegeben scheint. Trotzdem es gilt Rituale zu festigen und diese mit dem Patienten intentional zu erleben und als ein schönes gemeinsames Erlebnis zu zelebrieren. Sicher wird der Betreuer oft Anweisungen wiederholen müssen, weil der Kranke die Begrifflichkeit der Dinge auf Anhieb nicht versteht (Agnosie). Gelassenheit und Wiederholung sind ein Mittel der Wahl in solchen Situation.

Und es gibt noch erheblich mehr Situationen und Fragen wie auch Antworten, die betreuerindividuell zu leisten sind, zum Beispiel Fragen wie diese (nicht abschließend):

- Was ist (mit der) Pflegeleistung?
- Falls Pflegeheim, worauf soll ich dabei achten?
- Besuch von Kranken-Angehörigen-Selbsthilfegruppen – gibt es die?
- Kommen Kurzzeitpflegeheime in Frage?

- Was ist bei einer Patientenverfügung und einer Betreuungsverfügung zu bedenken? (Hinweise oft der Ärzte: Dieses sollte in jedem Falle zu Beginn resp. nach Diagnosefeststellung angefasst werden).

Der Betreuer muss nicht nur lernen, was es heißt, einen DAT-Patienten zu umsorgen, sondern er muss sich darüber hinaus noch mit vielen anderen Sachverhalten auseinander setzen, die ihn eventuell schon anfangs überfordern. Manch ein Betreuer denkt in solchen Situationen, ich bin zu alt und deswegen lerne ich das nicht mehr, getreu dem Sprichwort „Was Hänschen nicht lernt, lernt Hans nimmermehr".

4.3 Keine Angst

Häufig wird aus dem Bereich der Alltagspsychologie angebracht, dass mit fortschreitendem Lebensalter die Lernfähigkeit abnimmt. In dem Zusammenhang wird oft von der „Adoleszenz–Maximum–Kurve" gesprochen und diese als „Beweis" angeführt.

Diese Aussagen sind **nicht** allgemein stimmig. Kidd (1979) weist in seinem Klassiker „Wie Erwachsene lernen" eben auf diesen Sachverhalt hin. In diesem Buch wird Thorndike zitiert: "Es gab noch nie eine ausführliche systematische Untersuchung, um herauszufinden, ob und in welchem Ausmaß … die Jugend auf die Lernfähigkeit einen natürlichen Vorzug vor dem Alter zwischen zwanzig und vierzig haben". Kidd führt die Gedanken hierzu weiter, in dem er sagt, dass „wir nicht das Alter von fünfundvierzig als Höhepunkt annehmen, sondern vielleicht das Alter von fünfundsiebzig, oder welches Alter auch immer die Vollendung eines gesunden Organismus anzeigt" (Kidd 1979, S. 22f).

Es bleibt festzuhalten, dass Betreuer, auch wenn sie sich schon in einem höheren Lebensalter befinden (über 60 Jahre), durchaus in der Lage sind, sich die notwendigen Kenntnisse bzgl. fachdidaktischer Arbeit anzueignen[6].

---

[6] Allerdings eine Einschränkung „Beim Altern [nimmt] die Leistung des Gehirns bei der Wahrnehmung ab, weil große Gehirn-regionen nicht mehr richtig miteinander in Verbindung stehen. So erklären Wissenschaftler der Harvard-Universität die abnehmende mentale Leistungsfähigkeit älterer Menschen. Diese gestörte Kommunikation zwischen den einzelnen Hirnregionen tritt auch beim natürlichen Altern und nicht nur bei Krankheiten wie Alzheimer auf, zeigten die Wissenschaftler beim Vergleich von Hirnscans von jungen und älteren Probanden."
URL:http://www.wissenschaft.de/wissenschaft/news/286229.html, [Stand 2011-01-10].

Dadurch wird die Menge an Arbeit, die auf den Betreuer zukommt, nicht geringer, sie kann jedoch erheblich stressfreier i. S. v. Vermeidung von Missverständnissen und Unwissen ablaufen.

4.4 Fazit IV

Der Umgang mit Kranken muss gelernt werden und der Umgang mit sich selber genauso! Rituale haben Orientierungswirkung und bieten eine Ermöglichung die Alltagskompetenz des Kranken zu testen und letzthin durch Lob ihm eine gelingende Anerkennung zu Teil werden zu lassen.

Die Beratungs- und Therapieangebote für den Betreuer haben im Fokus, dass eine mögliche Ausgeglichenheit, Stabilität und Balance erreicht wird. Auch dass sich sein Vertrauen in die eigene Leistungsfähigkeit verstärkt und ihm Kraft gibt, sich der DAT-Arbeit zu stellen!

Was zusätzlich eine nicht zu unterschätzende Wirkung auf den Betreuer hat, ist sein spezielles Abschiednehmen – seine Trauerarbeit, die im o. g. Teufelskreis eine verstärkende Wirkung erfährt. Insofern kann es sinnvoll sein, dass der Betreuer selber eine therapeutische Behandlung erfährt im Sinne einer Lerntherapie – nämlich den selbstwerten Umgang mit sich selber als schützenswert anzusehen und der Trauerarbeit ein Gesicht zu geben.

5. Das Gesicht der Trauerarbeit

Liebevoll, gelassen, fürsorglich und immer bereit – dieses Idealbild kann ein Betreuer sich gegenüber dem Kranken eventuell erlauben. Aber hält dieses „Bild" auch wirklich stand in der Sicht des Betreuers „über sich" und seinem Umfeld?

Hierzu ein Beispiel. Der Kranke befindet sich im Stadium III der DAT. Insofern hat er schon erhebliche kognitive Störungen - schwerste Störungen des Gedächtnisses aufzuweisen und er erkennt den Betreuer nicht mehr, er spricht kaum und ist in seiner Mobilität stark eingeschränkt. Die Nahrungsaufnahme des Kranken ist ebenso erschwert, wie auch Harn- und Stuhlinkontinenz vorliegt. Die Pflege zu Hause findet quasi „rund-um-die-Uhr" statt. Erste zerebrale Krämpfe treten auf (vgl. Möller 2005, S. 202).

Jetzt ist es an der Zeit, den Kranken in eine letzte Pflegeanstalt[7] (dies ist im weiteren Sinne kein Eingriff in die Selbstbestimmung nach §1906 BGB) zu bringen und es gilt Abschied zu nehmen. **Ist dies nun der endgültige Liebesentzug?**

Ich behaupte **„nein",** da der Betreuer immer noch auf der emotionalen Ebene mit dem Patienten in Verbindung treten kann, allein schon durch Streicheln während des Besuches; durch Reden mit ihm; auch wenn der Patient die Worte nicht mehr verstehen kann, aber allein schon eine vertraute Stimme ist ein Trost.

Ein Trost, dessen der Betreuer nun selber am Ende des Weges bedarf, denn der Abschied naht.

5.1 Abschied – Am Ende des Weges
Der eigentliche Abschied hat bereits begonnen bei der Feststellung der Diagnose – doch da wird von den meisten Betroffenen das Ende der Krankheit verdrängt (m. E. eine der besten menschlichen Errungenschaften).

---

[7] Palliative Therapiemaßnahmen können hier erheblich besser vorgenommen werden, als zu Hause.

Dennoch kommen in den Zeiten der Entscheidung, sich von dem Patienten letztmalig im eigenen Heim zu trennen, sehr starke Phänomene des Verlustes und Trauer zum Vorschein.

Den Trauerprozess umschreibt Verena Kast (2011) vom C.G. Jung-Institut in Zürich wie folgt:

„Wir Menschen sind vom Gefühl der Trauer erfasst, wenn wir einen Menschen oder ein Gut verloren haben oder zu verlieren fürchten, der oder das für unser Leben einen besonderen Wert dargestellt hat oder noch darstellt. Mit diesem Gefühl der Trauer verbunden sind Gefühle des Kummers, der Angst, des Zorns, der Liebe, der Schuld usw. Das Zulassen dieser verschiedenen Gefühle bewirkt, dass wir in einen Trauerprozess eintreten, in einen Entwicklungsprozess, durch den wir langsam - und sehr schmerzhaft - lernen, den Verlust zu akzeptieren und ohne den Menschen, den wir verloren haben, ohne das Gut, das wir verloren haben, aber mit allem, was dieser Mensch in uns geweckt, was dieses Gut in uns belebt hat - und das wir nicht verloren geben müssen, - uns wieder neu auf das Leben einzulassen" (Kast 2012, Abs. 1).

5.2 Der Prozess des Trauerns

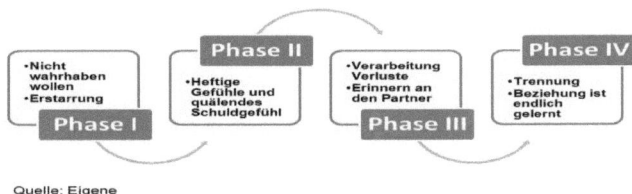

Quelle: Eigene

Abbildung 5: Trauerprozess

Der Prozess der Trauer vollzieht sich intrapersonell in seiner Ausprägung verschieden, doch kann dieser in vier Phasen unterteilt werden, wie o.g. Abbildung illustriert.

Noch ein Hinweis in eigener Sache: Es ist m. E. schwer, sich auf die Trauer von Fremden (dem Betreuer) einzulassen – insofern bedarf diese Auseinandersetzung der eigenen Fähigkeit zur selbigen (vgl. Müller-Commichau / Schaefer 2000, S. 130; s. mein Vorwort).

5.3 Die Ermöglichung

Die Trauer – je nach Ausprägung und Schwere – gleicht in Summe einigen Symptomen dem Syndrom Depression (ICD-10 F 32-33). Es kann zu Antriebslosigkeit, Sinn- und Hoffnungslosigkeit, Müdigkeit, Schlafstörungen bis hin zu schweren Schuldgefühlen kommen (vgl. Müßigbrodt et al. 2010, S. 64). In solchen Fällen des Abschieds hilft ein Bündel von Maßnahmen, die der Trauernde (Betreuer) ergreifen kann bzw. sollte. Zum einen stehen Psychotherapeuten zur Verfügung, die mittels Gesprächstherapie oder mittels unterstützender Ergotherapie Linderung geben können.

Eine der bekannten Therapien ist die der Tiefenentspannung. Eine gute Wahl ist hierbei die Methode der Progressiven Muskelentspannung. Bannert (2012) führt hierzu aus: „Sie wurde erstmals 1929 von dem amerikanischen Arzt und Psychologen Edmund Jacobson (1885-1976) beschrieben. Er hatte sich intensiv mit der Funktionsweise der Muskulatur beschäftigt und dabei herausgefunden, dass Anspannungen der Muskulatur häufig mit innerer Unruhe, Stress und Angst auftreten" (Bannert 2012, Abs. 1). Die Methode des Trainings geht auf seine Beobachtung zurück, dass auf eine kurzzeitige Anspannung einer Muskelgruppe eine Zeit der vertieften Entspannung folgt (vgl. ebenda). Allerdings sollte immer auf eine Kontraindizierung geachtet werden (Arzt befragen).

Ferner sind Bezugspersonen: Verwandte, Kinder o. ä. ein erstes Mittel der Wahl. Trauergruppen resp. Selbsthilfegruppen „Dementer" bieten ebenso ihren „Schutz" an, wie eine antidepressive Medikation eine Möglichkeit bietet, die schweren Stunden zu ertragen.

Trauerarbeit kann ebenso bewusst geleistet werden im Sinne eines Trauertagebuches – oder sogar eines Lebenstagebuches.

„Allen Tagebüchern ist jedoch eines gemeinsam, dass Reflexionen über Erfahrenes zu Geschehnissen geschrieben werden und dabei (nachträglich) gelebte bewertete

Gefühlslage. Weiterhin - sich selber aufmunternde Worte zuzugestehen und vor dem eigenen Angesicht Rechenschaft, Sinn und Handlungsmöglichkeiten sich zu offenbaren" (Marek 2010, S. 1).

„Und" wenn Betreuern ein Weg zu Religionen offen steht, so kann ein Gottesbild erkennbar sein, das mittels innerer Monologe hilft, sich des Leids ein wenig zu entlasten (vgl. Müller-Commichau / Schäfer 2000, S. 135). Denn „(w)enn wir ‚Ja' sagen zu unsrer Verantwortung zum Leben, dann erfüllen wir die Idee Gottes von der Bestimmung des durch ihn Geschaffenen…" (Müller-Commichau / Schäfer 2000, S. 135).

5.4 Fazit V

Es bleibt die Erkenntnis, dass Trauerarbeit erlebt wird – nicht so sehr in der Trauerzeit selber, sondern in der Reflexion der Trauer. Darin liegt wiederum die Fähigkeit, zurückzublicken auf die Anfänge mit dem Patienten auf seinem und auf Ihren Weg und die eigenen Erkenntnisse daraus, die Sie als Betreuer über die Jahre hin zu einem Spezialisten hat reifen lassen – und wodurch sich weiterhin die Einstellung zum Leben und Sterben geändert hat. Unser aller Wunsch ist es doch als „Zurückgebliebener", dass es vor allem die schönen Augenblicke und fröhlichen Erlebnisse sind, die in der Erinnerung verbleiben sollen.

Eine Reifung tritt – unabhängig vom Alter - somit ein.

Insofern ein Tagebuch über die Zeit geführt wurde, besteht so eine zusätzliche Möglichkeit, sich „Schmerz von der Seele zu schreiben" oder schreiben zu lassen von Dritten.

Allerdings - so wird es in nächster Zukunft einigen Menschen mehr gehen, als bis dato angenommen. Denn wir werden aktuell immer älter als Gesellschaft und dies bedingt, dass wir bzgl. eines gelingenden Lebens (vgl. ebenda) die Wohlfahrt des Staates bemühen müssen.

6. Wohlfahrt demnächst gleich Altersarmut?

"Wenn Demenz Typ Alzheimer eine Volkskrankheit ist, dann sind nicht nur zusätzliche erhebliche wirtschaftliche Auswirkungen auf Deutschland zu erwarten, sondern es wird aufgrund der demographischen Veränderung langfristig ein Abnahme der Wohlfahrtsleistungen für die Gesellschaft erwartet. "

Diese Arbeitshypothese wird erkenntnistheoretisch erschlossen - sie betrachtet einige einfache Deduktionen und Kausalitäten:

> 1 Die aktuelle Rentenkasse kann den Generationsvertrag nicht mehr so erfüllen, wie geplant (die Einzahlungen in selbige bestimmen die Auszahlungen).
>
> 1.1 Somit die (noch) aktuellen und zukünftigen Beitragszahler noch mehr in die Rentenkassen einzahlen müssen – ohne so zu partizipieren, wie die Generation der heutigen 65+ Kohorten – also Rentenbezieher.
>
> 1.2 Die Bürger, die im Jahr 2030 in den dann möglichen Ruhestand mit 67 / 70 Jahren eintreten, sich mit einer staatlichen Grundsicherung „zufrieden" geben müssen.
>
> 1.3 Somit dem Marktgeschehen, trotz aktueller Sättigung, weniger Konsu-mentenrenditen zur Verfügung stehen für zusätzliche Investitionen, die nicht für das als Lebensnotwendig angesehen wird.
>
> 1.4 Altersarmut der dann schwächeren sozialen Schichten wird die ökonomische Wohlfahrt aus dem Gleichgewicht bringen.

Das Ziel dieses Kapitel ist mittels einer Studie zu belegen, dass Forderungen an Verantwortliche in unserer Gesellschaft bestehen. Diese Forderungen zeigen, dass eine erste Priorität bzgl. finanzieller Förderung der DAT-anhängigen klinischen Studien erfahren muss.

Der aktuelle Bericht der OECD zum Vergleich der sozialen Gerechtigkeit und somit des Armutsrisikos weißt Deutschland den Platz 22 (unter 34 Nationen) zu! Deutschland hat ein „Durchschnittsalter" von 44,2 Jahren und weist seit Jahren die geringste Geburtenrate in der EU auf. Aufgrund des medizinischen Fortschritts werden Menschen im Durschnitt älter.

Daraus folgt: Mehrheitlich wird von Partnern und Kindern der Patient zu Hause gepflegt. Dies bedeutet, dass in vielen Fällen eine verminderte Produktivität i.S.v. Arbeit entsteht und somit ein niedrigerer Verbrauch (Konsum) stattfindet. Das heißt, aus o.g. Kausalität abgeleitet, dass weniger in die Rentenkasse eingezahlt wird. Damit ist Deutschland aktuell das „Altenheim" der Europäischen Union.

Die Beschäftigung der Bürger in Deutschland mit einem Alter größer 62,1 Jahren ist weit unter 50% und konvergiert gegen 2 % bzgl. Beschäftigung im Alter mit 70 Jahren. Konstant gesetzt, dass in den nächsten 10 – 15 Jahren die aktuellen klinischen Studien (Prävention, Psychopharmaka etc.) nicht die erwünschten Ergebnisse zeigen hinsichtlich einer verbesserten Behandlung der DAT-Kranken, kann nachfolgende Forschungsfrage gebildet werden. Eine Forschungsfrage lautet somit:

„Könnte / Kann diese Krankheit zu einer unvorhergesehenen Steigerung der Altersarmut in Deutschland führen?"

6.1. Design der Studie
Das Erhebungsdesign dieser Studie gibt an, wie eine Studie durchgeführt werden sollte und wird i.d.R. von der Hypothese beeinflusst.
Vorgehensansatz:
Es wird keine eigene Datenlage geschaffen.
Es wird auf vorhandene Daten zurückgegriffen.
Es handelt sich bei dieser Studie um ein Ein-Gruppen-Design.
Es ist eine Kohorte gebildet.

6.2. Operationalisierung
<u>Messung</u>

Die Ausprägung eines Merkmals bei einem bestimmten Objekt oder einer bestimmten Person ist zu einem bestimmten Zeitpunkt zu ermitteln. In vorliegendem Fall sind es z.B. Patienten bzgl. des Merkmals „Demenz Typ Alzheimer". Allerdings kann von einer Messung erst dann gesprochen werden, wenn eine Zuordnung (s. Indexbildung) so erfolgt, dass bestimmte empirisch feststellbare Relationen zwischen den Objekten (Kohorte) auch durch eine entsprechende Relationen zwischen den zugeordneten Zahlen zum Ausdruck kommt.

Die Indexbildung

Der Index Stufe 1 „Volkskrankheit" leitet sich aus der unabhängigen Variablen („Wenn Demenz Typ Alzheimer eine Volkskrankheit ist...") der Hypothese ab. Der Dimension leitet sich aus den abhängigen Variablen („erhebliche wirtschaftliche Auswirkungen" und „demographischen Veränderungen...") der Hypothese ab. Vorgenannte sind die Meta-Ebene zu der Forschungsfrage – sie wird bedient in Index 3 – Prüfung der verstärkten Altersarmut beeinflusst durch DAT. Nachstehende Abbildung zeigt die Abhängigkeiten auf.

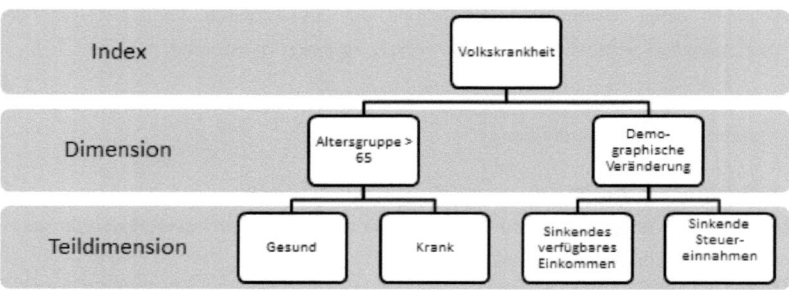

Quelle: Eigene

Abbildung 6 Indexbildung

6.3 Verwendete Methoden

Es wird sowohl eine quantitative empirische Metaanalyse entwickelt als auch Elemente der qualitativen Methoden verwendet werden. Darüber hinaus werden die gängigen Regeln und Techniken der empirischen Sozialforschung, Psychologie und Pädagogik (Diekmann, Kromrey) verwendet.

Vorgehensweise:

- Die Datenerhebung besteht im Fall publikationsbasierter Metaanalysen in einer systematischen und möglichst erschöpfenden Literaturrecherche.

- Im Anschluss daran werden die Informationen in den gesammelten Publikationen verschlüsselt und elektronisch aufbereitet.

- Die eigentliche (statistische) Datenanalyse besteht in der Regel aus zwei Schritten: der Befundintegration und der anschließenden Signifikanz unterzogen.

- Abschließend sind die Ergebnisse angemessen aufzubereiten und mit Bezug auf das Forschungsproblem zu interpretieren.

-

6.4. Die Erhebung

Es werden Studien / Statistiken und Angaben auch nachstehenden Quellen verwendet:

- Auswärtige Amt: Deutschland-Nachrichten.
- BMBF: Das Deutsche Zentrum für Neurodegenerative Erkrankungen. In: Die Deut-schen Zentren der Gesundheitsforschung. Gebündelte Erforschung von Volkskrankheiten. Bonn
- BMWi: Erstellung eines Satellitenkontos für die Gesundheitswirtschaft in Deutschland. In: Zusammenfassung. Forschungsprojekt im Auftrag des Bundesministeriums für Wirtschaft und Technologie. Berlin.
- DAlzG: Deutsche Alzheimer Gesellschaft.
- DESTATIS: Bevölkerung Deutschlands bis 2060
- UNIBONN: Mögliche Ursache für Alzheimer-Krankheit entdeckt.

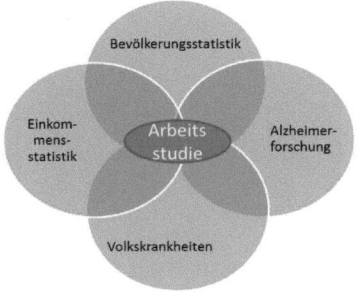

Nebenstehend Schaubild zeigt die Einbettung dieser Studie.

Quelle: Eigene

Abbildung 7 Einbettung der Studie

6.5. Durchführung und Analyse

Notwendige Einflussgrößen sind:

- Anzahl: Bevölkerung Deutschlands: In diesem Fall enthält die Stichprobe alle Elemente der Grundgesamtheit. Der wahre Mittelwert der Grundgesamtheit berechnet sich aus allen Elementen der Grundgesamtheit als Durchschnitt.
- Auswahl: Es werden nur Daten aus dem Bereich der Kohorte aus den o.g. Studien selektiert.
- Kohorte: Nur diejenigen Personen werden selektiert, die älter als 65 Jahre sind, resp. statistisch sein werden (in 2030) und eine statistische Prävalenz zu DAT aufweisen.
- Erhebungszeitraum: 2012 Februar.
- Erhebung: Recherche online.
- Moderatorvariable (dient zur Harmonisierung):Diese musste gebildet werden, weil ausgehend vom Berechnungstableau von DESTATIS, die Prävalenz von afi nicht passte (s. Anhang 1 – Bereinigung).
- Forschungsbudget: 25 Stunden Eigenleistung - es entstanden keine zusätzlichen Kosten.
- Eine Homogenitätsprüfung muss nicht speziell vorgenommen werden, weil die Kohorten-Daten über die Bevölkerungsstatistik sich hin entsprechen.
- Die Kodierung ist in diesem Zusammenhang insofern einfach, zumal die Begriffe: Alterskohorte, Demenz Typ Alzheimer und Volkseinkommen, etc." weitestgehend gleich verwendet werden.

Kodierung:

- Kohorte Alter als 65 Jahre,
- Prävalenz DAT,
- Altersgruppen Bildung in 10er- Schritten (Jahre),
- Kosten, Einkommen,
- Demenz Typ Alzheimer, Alzheimer, DAT
- demografischen Entwicklung, Demographie, Altersgesellschaft
- Krankheit

Die Stichprobenbildung bezieht sich einerseits auf Vollerhebungen der Deutschen Gesellschaft für Alzheimer bis zum Jahr 2007, andererseits werden Daten des Statistischen Bundesamtes bzgl. Bevölkerungsentwicklung verwendet (bis Jahr 2030).

6.6. Befund und Ergebnisse

Es muss geklärt werden, was bedeuten die „gefunden" Ergebnisse mit Hinblick auf die Arbeitshypothese und Forschungsfrage. Hierzu bedarf es einer genauen Evaluation der erhobenen Werte unter den Gesichtspunkten von Valide (gerade wenn Trendberechnungen vorgenommen wurden!) und Reliabel. Die Daten wurden vorab nochmals überprüft auf Vollständigkeit (Inhaltlich passend und rechnerisch (valide)).

Der Befund[8]

- Es wurde nur eine **Kohorte** (Gruppe) gebildet. Die **Repräsentativität** ist gegeben (**Annahme- und Ablehnungsbereich**).
  Die **Aufnahme der Daten** erfolgte über bereits existierenden Studien und repräsentativen Daten.
- Der **Typ von Untersuchung / Erhebung** erfolgte mittels deren Relevanz zur Hypothese.
- **Das Verfahren der** Datenerhebung erfolgte online.
- Die **Geschlechterverteilung** war in etwa gleich.
- Die **Altersstruktur** orientiert sich an statistischem Material.
- **Datenschutzgesetz** ist Rechnung getragen und es ist kein Rückschluss auf die Individuen möglich.
- Kohorte ist im Rahmen der Studie **vollständig** (Basis 2008).
- **Der Forscher war** Johann Marek – es war keine **Auftragsforschung**.
- **Die Kosten** fielen insgesamt gering aus, da die Metaanalyse online erfolgte.
- Als **Grundkonzepte** gelten die Forschungen der Alzheimer-Wissenschaftler.
- Als relevante **Indizes** wurde Volkskrankheit und Kohorte angesetzt.
- Ein **spezielles Modell der vermuteten Wirkungszusammenhänge** wurde **nicht zusätzlich** entwickelt, da dieses **bereits existiert** (s. Anhang 6a - Alzheimer
- Es werden **spezielle Auswertungstechniken** und -verfahren eingesetzt (Korrelation, logische Regressionsanalyse, Lage und Streumasse usw.).
- Die **objektive / intersubjektive** Überprüfbarkeit/Übereinstimmung wird durch die Datenlage und bestehende bewährte Hypothesen aus der Ätiologie der Krankheit sichergestellt.

Die Ergebnisse

Das Messverfahren liefert das, was gefragt wurde – eine Einschätzung der Prävalenz (AV) zu der demographischen Veränderung der Gesellschaft in der BRD (Alterskohorte UV) mit Blick auf den Wohlfahrtsstaat. Weiterhin die Auswirkung auf die Gesellschaft als auch auf den Einzelnen.

---

[8] Vgl. Alois Wacker (2001):Checkliste zur Analyse und Bewertung empirischer Untersuchungen. URL: http://www.mab-guide.de/download/checkliste-emp-untersuchungen.pdf. Stand [10.2.2012]

Weiterhin erfolgten Berechnungen für:
- Arithmetische Mittel,
- Standardabweichung bei Vollerhebung,
- Querschnitt wurde über die Messpunkte (alle 10 Jahre) erstellt,
- Effektgröße und
- Korrelation wurde gerechnet.

Alle Daten sind gesichert und dokumentiert. Diese Daten dienen als Basis für weitergehende Berechnungen in der Interpretation.

6.7 Zusammenfassung und Interpretation

Die zu erzielenden Ergebnisse sind insofern erreicht, als dass diese die Forschungsfrage, wie auch die Hypothese unterstützen. Hier zur Wiederholung die Forschungsfrage: „Könnte / Kann diese Krankheit zu einer unvorhergesehenen Steigerung der Altersarmut in Deutschland führen?"

Die Alzheimerforschungsgruppen haben sich auf nachfolgende Zahlen eingelassen:

Altersgruppe	Mittlere Prävalenz (%)	Geschätzte Krankenanzahl nach Altersstruktur Anfang 2007
65 - 69	1,2	66.000
70 - 74	2,8	111.000
75 - 79	6,0	184.000
80 - 84	13,3	288.000
85 - 89	23,9	256.000
90 und älter	34,6	197.000
65 und älter	6,8	1.102.000

Quelle: Die Epidemiologie - www.deutsche-alzheimer.de

Abbildung 8 Altersstruktur / Prävalenz

Anhand von DESTATIS kann diese Prävalenz mittels einer Hochrechnung der Bevölkerung Deutschlands genutzt werden, um die relevante Kohorte aufzuzeigen.

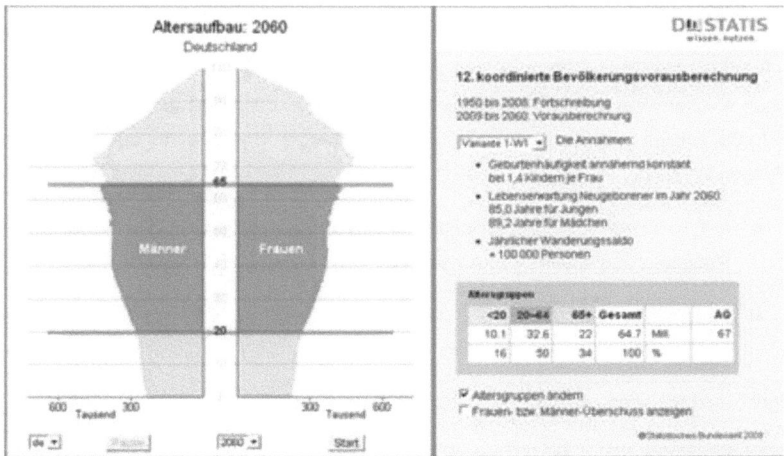

Abbildung 9 Bevölkerungsvorausberechung

Hierzu wurden mittels einer Hochrechnung „Alzheimer Kranke" relevante Zahlen ermittelt und zeigen ein erstes Ergebnis, dass zum Beispiel in dem Jahr 2030, bei einer hochgerechneten Bevölkerungszahl von ca. 77 Millionen Bürgern, eine Anzahl von ca. 1,5 Mio. „Alzheimer Kranke" vorhanden sein könnte. Weiterhin liefert diese Hochrechnung (s. Anhang 1) u.a. die Information, dass im Jahr 2050 der prozentuale Anteil der der Kranken ca. 2% der Bevölkerung ausmachen könnte.

In Deutschland wurden pro DAT-Patient durchschnittlich Kosten in Höhe von 43.767 Euro p.a. ermittelt wobei:

- 67,9% auf die Familie,

- 29,6% auf die gesetzliche Pflegeversicherung und

- 2,5 % auf die gesetzliche Krankenversicherung entfallen.

Für das Jahr 2050 ist aufgrund der demografischen Entwicklung zu erwarten, dass über zwei Millionen (die macht voraussichtlich, 2,3% der Bevölkerung (s. Anlage 1a) der über 65-Jährigen und Älteren in Deutschland an DAT leiden werden.

Die Hypothese

Reflexiv zur Hypothese: Es lässt sich erstmals vorsichtig konstatieren, dass aufgrund schon existierender Studien diese Hypothese keine andere Bewährungen aufzeigen darf. Es zeigten sich bzgl. der Verifikation (logischer Empirismus) der Hypothese folgende Wirkung:

- Auf Teildimension: Je älter unsere Gesellschaft wird (AV), desto höher ist die Prävalenz zu Demenz Typ Alzheimer (UV).

- Dimension: Je höher die Prävalenz, desto stärker wirkt sich diese Volkskrankheit wirtschaftlich und sozial aus.

Signifikanzüberlegungen

Dies bedeutet im Sinne des kritischen Rationalismus, dass Basissätze vorhanden sein müssen – doch vorweg die Definitionen:

- F_0 Forschungsfrage
- Ha   Hypothese Alternative
- M_v Volkseinkommen vorher
- L_v Wohlfahrt vorher
- M_n Volkseinkommen nachher
- L_n Wohlfahrt nachher
- A_n Alterskohorte und Volkskrankheit
- F_n unvorhergesehenen Steigerung der Altersarmut tritt ein

Basissatz zu Teildimension   : $F_0: M_n < M_v \Rightarrow L_n < L_v$
Basissatz zu Dimension   : $Ha: F_0 \Rightarrow A_n \Rightarrow F_n$

Insofern kann die Nullhypothese als die Falsifizierung (zu Ha) angesehen werden. Ein Beispiel hierzu wäre: Wenn das Volkseinkommen vorher kleiner ist als das Volkeinkommen nachher und es nicht zu einer Verschlechterung (unvorhergesehenen Steigerung der Altersarmut) der Wohlfahrt kommt. **Die Alternativhypothese (Ha)** wäre in diesem Fall, dass die Wohlfahrt der Älteren 65+ abnimmt sowie die Prävalenz zu Alzheimer weiter besteht.

Die Korrelationsanalyse weist einen Wert von 0,88 auf; also eine stimmige Annahme.

Nachstehende Tabelle zeigt die Entwicklung der Bevölkerung über die nächsten Jahrzehnte inkl. der Alterskohorte bzgl. Prävalenz DAT.

Tabelle 2: Alterskohortenbildung

Bevölkerungsvorausberechnung - Statistikdaten auf Basis 2008			
Jahr	Variante "mittlere" Bevölkerung, Untergrenze		Alterskohorte 65+
	1 000	2008=100	Anteil in %	1 000
2008	82.002	100,00	16%	13.120
2010	81.545	99,40	17%	13.700
2020	79.914	97,50	18%	14.145
2030	77.350	94,30	22%	17.249
2040	73.829	90,00	23%	16.981
2050	69.412	84,60	23%	15.965
2060	64.651	78,80	22%	14.223
Quelle: Basis DESTATIS				

Auch ersichtlich ist, dass ab 2050 der Anteil der Alterskohorte statistisch gesehen wieder sinkt und etwas zeitversetzt auch die Anzahl der Patienten. In 2050 ergibt dies eine Abweichung 6 Mio. – dies entspricht ca. 8% der durchschnittlichen Bevölkerungsanzahl. Abhängig von der Anzahl der Bevölkerung ist das Einkommen des Staates. Zum Beispiel: Die zur Verfügung stehen Daten aus dem Einkommensindex (Jahr 2007) sind Basis - hierbei erhielten Bürger, die älter als 65 Jahre sind pro Monat:

Tabelle 3 Nettoeinkommen

	Netto verfügbares Einkommen / € p.M.	
	Alleinstehend	Ehepaare
Alte Bundesländer	1.192,00	2.350,00
Neue Bundesländer	1.160,00	1.937,00

Quelle:Eigene

Ein Blick auf nachstehende Tabelle zeigt die Lage der alleinlebenden Rentner mit einer Prävalenz Typ Alzheimer – es besteht eine Unterdeckung von rund 15.600 Euro

p. a[9] und somit ergibt sich eine Unterdeckung im Privatbereich von rund 6,4. Mrd. Euro pro Jahr.

Tabelle 4 Ermittlung der Zusatzkosten

		Ermittlung der Kosten			
		100%	67,90%	29,60%	2,50%
		43.767,00	29.717,80	12.955,00	1.094,20
		Gesamtkosten	Privat	Pflegevers.	Krankenvers.
		Anteile	Kohorte > 65	Prävalenz	Summen
Alleinlebender in Mio.		40%	6,022	409,50	
Verheiratet in Mio.		60%	9,033	614,20	
		100%	15,055	1.023,70	
Unterdeckung zu Privat bzgl. Privateinsatz / € p.a. Alleinlebender					15.605,80
Zusatzkosten Alleinlebende / € p.a.					6.390.575.100,00
Unterdeckung zu Privat bzgl. Privateinsatz / € p.a. Verheiratet (Nur ein Patient)					14.195,80
Zusatzkosten pro Verheiratete / € p.a.					8.719.060.360,00
Zusatzkosten insgesamt					**15.109.635.460,00**

Quelle: Eigene

Vorgenannte Tabelle zeigt darüber hinaus, wie sich die Zusatzkosten insgesamt verhalten – also die Kosten, die nicht nur die die Alleinlebenden verursachen sondern auch die Kosten, die bei Verheirateten auftreten (nur ein DAT-Patient betrachtet).

Die Zusatzkosten stellen eine Unterdeckung dar, die gilt es um durchschnittliche Nettovermögen pro Haushalt / Bürger zu vermindern. Aufgeteilt auf den letalen Prozess im Stadium III eines DAT-Patienten (3 Jahre) bedeutet dies, dass das Nettovermögen bereits nach einem Jahr verbraucht ist und eine Unterdeckung besteht.

Tabelle 5 Zusatzkosten / Unterdeckung

	Angaben in Euro
Zusatzkosten insgesamt p.a.	15.109.635.460,00
Median des Nettovermögens pro Bürger (Konstant gesetzt Basis 2007)	15.000,00
Eigenvermögen total (Anzahl Kranker* Eigenvermögen)	15.355.500.000,00
Dauer bis Eigenvermögen verbraucht (in Jahren)	1,02
Kosten letaler Prozess in DAT Stadium III ca. 3 Jahre	45.328.906.380,00
Unterdeckung der Kosten DAT im Stadium III (3 Jahres Rechnung)	- 29.973.406.380,00
Jährliche Unterdeckung Aufteilung auf Jahre	**- 9.991.135.460,00**

Quelle: Eigene

Ob nun das die Sozialgemeinschaft bzw. etwaige Kinder tragen, müssen wird nicht untersucht. Untersucht wird „Altersarmut"!

---

[9] DAT-Patient - durchschnittlich Kosten in Höhe von 43.767 Euro p.a.

Der zurückbleibende Ehepartner verlieren nicht nur sein durchschnittliches Nettovermögen, sondern aufgrund der Einbehalte durch die Träger wird das eigene monatliche Nettoeinkommen so geschmälert, dass Altersarmut eintritt. Wieso: Der zurückbleibende Ehepartner muss mit dem Eigenvermögen und mit einem monatlichen Eigenanteil die Träger befriedigen (SGB, und Träger) und fällt mit seinem zu leistenden Beitrag auf die Armutsgrenze schon nach ca. einem Jahr.Der statistische Test zeigt eine Effektstärke (Auswirkung) von 22% auf.

Tabelle 6 Test - Effektstärke

Test	in Euro
Kosten der Krankheit p.a.	44.804.277.900,00
Gedeckt sind durch Pflegekasse	13.262.066.258,40
Gedeckt sind durch Krankenkassen	1.120.106.947,50
Verbleibt Überhang	30.422.104.694,10
Abgedeckt durch Privat	15.312.469.234,10
Zusatzkosten	15.109.635.460,00
- Unterdeckung	- 9.991.135.460,00
Jährlich Unterdeckung	9.991.135.460,00
% Auswirkung auf Gesamtkosten	22%

Quelle: Eigene

Die Abweichung von 22% (Effektstärke) zeigt de facto eine nicht bewährte Nullhypothese auf. Erst bei einer getesteten Variation im Jahr 2050 müsste die Hypothese verworfen werden. Es bleibt: Aufgrund der bestehenden bewährten Hypothesen der aktuellen Studien, kann die Alternativhypothese als bewährt(begrenzt) angesehen werden.

6.8 Fazit VI

Die Metaanalyse sollte einen integrativen Überblick leisten – mehr nicht. Sie sollte vor allem die Argumentation in dieser Arbeit unterstützen durch Begründungen. Der Vorteil ist hierbei, dass auf große Datenbestände zurückgegriffen werden kann (quantitativ) und nicht nur qualitativ erhoben werden muss. Vorgenannte Überlegungen in diesem Hauptkapitel 6 zeigen, dass die Hypothese sicherlich als eine mögliche bewährte Hypothese angesehen werden kann, denn Hypothesen dienen entweder der Erklärung schon bekannter Tatsachen oder dienen als Prämissen allgemeiner empirischer Gesetzesaussagen.

Die Behauptung: „Wenn das Volkseinkommen sinkt und gleichzeitig eine erhebliche Anzahl von Bürger nicht mehr zum Volkseinkommen beiträgt, nimmt die Wohlfahrt der Gesellschaft ab – scheint dies evident? Erhält unsere Gesellschaft eine negative Vorahnung für ihre weiteres Bestehend?

7. Eine negative Prognose oder auf einem neuen Weg

Demenz ist eine Krankheit, die vor allem der demographischen Veränderung unserer Gesellschaft geschuldet ist: wir werden immer älter (s. Anhang 4) und Deutschland weist laut Aussagen der WHO die zweitälteste Gesellschaft weltweit auf. „Wenn also die hierin [WHO] vorausberechneten Daten valide sind, dann bilden sich einige (alarmierende) Strukturen, die nicht nur erhebliche Auswirkung auf das soziale Gleichgewicht haben (werden), sondern auf jegliche Bereiche wirken, wie: ...bis hin zu steigender Altersarmut, abnehmender Konsum, höhere Steuerlast pro Kopf und ipso facto Auswirkung auf die Volkswirtschaft gesamt." (Marek 2011, S.11).

Demenz (vom Typ Alzheimer) ist eine Volkskrankheit – insofern wirkt diese unmittelbar auf unsere Gesellschaft! Kann somit der Makroebene - also unserer Gesellschaft - eine negative Prognose gestellt werden? Diese und ähnliche Fragen[10] (wie auch Antworten dazu) sind in anderen wissenschaftlichen Disziplinen und Arbeiten zu verorten. Die von mir vorgenommen Berechnungen in Anhang 5 sind einfache Berechnungen, sie hatten primär das Ziel, die eigenen Argumentation dieser Arbeit zu stützen. Fakt ist bzgl. Anhangs 5, dass berufene Stellen von bis zu 2,5 Millionen an Alzheimer Erkrankte in den nächsten Jahrzehnten erwartet werden (die Ermittlung dieser Zahlen liegt mir nicht vor). Wenn das Bundesministerium für Wirtschaft und Technologie (BMWi) in einer aktuellen Studie von einem „Hin" zu einer Gesundheitswirtschaft spricht (vgl. ebenda 2009, S.6f), dann verbirgt sich genau hier die Relevanz der Frage nach dem Mitteleinsatz – sprich nach „Anwendung von ökonomischen Prinzipien" – also entweder nach einem „Minimalprinzip" (nach dem ein bestimmtes vorgegebenes Ziel unter Einsatz geringstmöglicher Mittel erreicht werden soll) handeln resp. nach einem „Maximalprinzip" (nach dem mit vorgegebenen Mitteln ein größtmöglicher Erfolg erreicht werden soll) handeln.

Doch zurück: die in dieser Einleitung dargebotene Zielsetzung (also der Fokus dieser Arbeit) lautete, wissenschaftlich darzulegen, wann geeignete Interventionen für den Betreuer von DAT-Patienten eingeleitet werden müssen, bevor seine Grenze der Selbstaufopferung erreicht ist, und weiterhin, welche Ermöglichungen sich ihm im Verlauf der Krankheit bieten.

---

[10] Diese sind einige der wichtigsten „Open Issues in Public Health" schlechthin!

Es handelt sich in dieser Arbeit um eine erkenntnistheoretische Sicht auf die Problemstellung und die Aktualität der Diskussion um diese Krankheit. Der Tenor der Arbeit ist, dass es sich bei diese Krankheit nicht „einfach nur" um ein organisches Psychosyndrom handelt, sondern um einen letzthin tödlich endenden schleichenden Krankheitsprozess, der den Patienten und seinen Betreuer ganzheitlich fordert, denn die Diagnose DAT hat bis dato eine negative Prognose.

7.1 Resümee

Wenn (also) DAT diagnostiziert wurde, beginnen neue einschneidende Lebensabschnitte für den Betreuer und Patienten.

Laborchemische Untersuchungen sind abgeschlossen. Psychische und neurologische Untersuchungen, eine Fremdanamnese und eine neuropsychologische Testuntersuchung wurden durchgeführt. Ebenso sind Untersuchungen des Gehirns (CT / MRT) vorgenommen worden. Der Patient beginnt, sich im Krankheitsverlauf zu verändern. Es kann mit möglichen Therapien begonnen werden, die den Patienten wie auch Partner bzw. Betreuer einschließen. Die emotionale Verfassung und die Gedanken der Betroffenen sind ab sofort auf das „WIE geht es weiter und WIEVIEL Lebensqualität kann geleistet werden" ausgerichtet.

Doch es sind therapeutische Angebote vorhanden, die die Lebensqualität erheblich verbessern helfen. Es ist i. d. R. nicht eine Therapie eines bestimmten Typs, sondern eine Mischung aus den in der Arbeit genannten Therapieformen. Der Arzt ist der erste Ansprechpartner für die Betroffenen – er zeigt den Weg auf. Es existieren Beratungsangebote, die notwendig und wichtig sind. Selbsthilfegruppen bieten darüber hinaus die persönliche Ermöglichung des Gedankenaustauschs. Ich wiederhole den Satz aus Kapitel 3.4: „Sich ‚allein auf den Weg zu machen' bedeutet, sich in einen Teufelskreis zu begeben, der für den Betreuer selber pathogene Züge aufweist."

Sich auf diese Krankheit einzulassen als Betreuer, ist das Mittel der Wahl – nämlich „lernen", die angebotenen Möglichkeiten zu nutzen. Denn der Umgang mit Kranken muss gelernt werden und der Umgang mit sich selber genauso! Die Beratungs- und Therapieangebote stärken die emotionale Verfasstheit des Betreuers und geben ihm das Wissen, in unsicherer Situation richtig zu handeln.

Darüber hinaus scheint es notwendig, dass sich der Betreuer selber eine therapeutische Behandlung zumutet mit dem Ziel, den selbstwerten Umgang mit sich als schützenswert anzusehen, auch um sich zu stärken für die Trauerarbeit, die noch auf ihn zukommt. Die Trauer selber ist Leid und birgt für den Trauernden pathogene Risiken in sich – doch diese Trauerzeit vergeht und es beginnt die Reflexion der Trauer. Der Trauernde blickt zurück auf die Anfänge mit dem Patienten und auf den Krankheitsverlauf – auf die schönen wie auch die traurigen Stunden und Erlebnisse. Der Lernprozess hat den Betreuer über die Jahre hin nicht nur zu einem Fachmann bzgl. DAT reifen lassen, sondern ihn auch in seiner Persönlichkeit weiterentwickelt.

7.2 Die generierte Hypothese

Die in der Arbeit aufgegriffenen und in der Reflexion der eigenen Erkenntnis beantworteten Forschungsfragen lauten:

1. Inwieweit kann „Lernen als Therapie" für den Betreuer den Teufelskreis durchbrechen, um einerseits die Lebensqualität für die Betroffenen in dem Krankheitsverlauf zu verbessern und andererseits zugleich ein bewusstes Vorbereiten auf die Phase des Abschieds und das Erleben der Trauerarbeit zu ermöglichen?

   Antworten:

   a. Es besteht durchaus die Ermöglichung zu einer bewussten Trauerarbeit.

   b. Das Wissen um den Teufelskreis und dem Lernprozess ist eine Erkenntnis, die helfen kann, schon frühzeitig geeignete Schritte einzuleiten.

   c. Die positiven Erinnerungen können mittels unterschiedlichster Medien (nach)erlebt werden – wie z. B. durch ein Tagebuch.

   d. „Lernen als Therapie" hilft, sich nicht nur selber mit dem Fakten um diese Krankheit zu befassen, sondern sich gleichzeitig zu stärken mit Wissen um und in Situationen richtig zu handeln.

2. Welche Möglichkeiten kann der Partner nutzen, um den Patienten therapeutisch zu unterstützen und sich dabei nicht zu vergessen?

   Antworten:

   a. Die therapeutischen Interventionen sind vielfältig benannt worden.

b. Dadurch, dass der Betreuer lernt, mit DAT und mit sich selbstwert umzugehen, erlebt der Patient mittelbar eine Verbesserung der Lebensqualität et vice versa.

O.g. Antworten sind erkenntnistheoretisch zustande gekommen – sie scheinen schlüssig. Doch sind diese hinsichtlich ihrer Validität immer wieder Betroffenenindividuell zu werten.

Insofern die Forschungsfragen sich mittels qualitativer Methoden einordnen lassen, ist die Bildung nachstehender Hypothese zulässig:

„Wenn der Betreuer eines DAT-Patienten sich frühzeitig um notwendiges Wissen und dessen Rezeption bemüht, dann kann sowohl die emotionelle Verfassung der Betroffenen als auch die Lebensqualität im Krankheitsverlauf verbessert werden".

Diese Hypothese ist sicherlich reflexiv entstanden aus der Erkenntnis dieser Arbeit und der verwendeten Materialen, die allesamt aktuell sind und wissenschaftlichen Ansprüchen genügen. Sicherlich lässt sich diese „genügsame" Hypothese falsifizieren – doch dies nur mittels notwendiger Studien. Hier scheint Nacharbeit bzw. Arbeit mit den am Markt etablierten Beratungsstellen notwendig.

Doch eventuell muss dies nicht mehr erfolgen, denn mir scheint, die medizinische Wissenschaft ist schon weiter – es gibt Hoffnung!

7.3 Hoffnung

Es scheinen sich neue Wege – Lichter am Horizont - zu zeigen, gegen diesen tödlichen Krankheitsverlauf.

Hierzu zwei Beispiele:

Zum Einsatz sollen Hirnschrittmacher gegen Alzheimer kommen, um durch tiefe Hirnstimulation bei Demenzkranken zu helfen, den DAT-Prozess zu stoppen. So wie das Auswärtige Amt in einer seiner Veröffentlichungen im September 2011 berichtetet: „Forscher um Volker Sturm, Direktor der Klinik für Stereotaxie und Funktionelle Neurochirurgie der Uniklinik Köln, und Jens Kuhn von der Psychiatrischen Klinik sowie Hans-Joachim Freund, Neurologe in Düsseldorf, setzten bei insgesamt fünf Alzheimer-

Patienten Hirnschrittmacher ein. Ziel der Mediziner ist, das Hirnareal Nucleus basalis Meynert mit niederfrequentem Strom so zu stimulieren, dass sich ein Fortschreiten der Alzheimer-Krankheit aufhalten lässt. Bisher lassen sich große Erfolge konstatieren, bis zur Veröffentlichung der Ergebnisse muss jedoch noch ein Patient behandelt werden" (Auswärtiges Amt 2011).

Oder zum Beispiel, die Alzheimer Forschungsgruppe der Universität Bonn – sie setzt darauf, dass ein sogenanntes „Sphingosin-1-Phosphat" im Gehirn – ein körpereigenes Lipid-Molekül aufgrund von Fehlern in Stoffwechsel – die Ursache für einen „freiwilligen" Zelltod im Gehirn verantwortlich ist. Dies wäre für die Forscher der Angriffspunkt wogegen sie eine Medikation entwickeln könnten (vgl. UNIBONN 2011).

Diese Ergebnisse machen Mut und geben Hoffnung!

Und es existieren erhebliche Anstrengungen weltweit, diese tödliche Krankheit in den Griff zu bekommen! Ein der grundsätzlichen Aussagen in diesen Studien lautet jedoch, dass Schäden irreversibel sind.

Deshalb muss i. S. einer Frühdiagnostik bereits in den Anfängen des Krankheitsverlaufes (Stadium I) der DAT eine o. g. medizinische Intervention vorgenommen werden können (und von den Krankenkassen bezahlt werden). Die Überlegung kann somit nur lauten, dass das Spektrum der Früherkennungen erweitert werden müsste, um eben jenes Krankheitsbild.

Weiterhin scheint auch im Bereich der Kosten für die häusliche Pflege seitens des BMG die Einsicht vorzuliegen, dass die Angehörigen mehr finanzielle Unterstützung erhalten sollen, da bis dato nur „rein" körperliche Gebrechen seitens Pflegeversicherung „abgedeckt" wurden. Beispielsweise sollen Angehörige, die einen Demenzkranken zu Hause betreuen (und der in keiner Pflegestufe eingeordnet ist) statt bis dato 100,-- Euro zukünftig 220,-- Euro erhalten (vgl. DPA 2012).

Wie auch die Aufklärung der Bevölkerung in letzter Zeit verstärkt vorangetrieben wird. Zum Beispiel auch durch solche „outings", wie aktuell von Rudi Assauer[11], werden Bevölkerungsschichten erreicht, die sich eventuell bis dato nicht mit dem Thema

---

[11] Rudi Assauer ist an DAT erkrankt – er ist ehemaliger Manager des Fußballklubs Schalke 04. Aktuell schrieb er ein Buch über seine verblassenden Erinnerung – und ließ sich ein Jahr lang von Journalisten begleiten in seinem Lebensalttag.

befassten. Fakt ist, die Stigmatisierung der Kranken wird zurückgehen und eine Akzeptanz eintreten.

Die letzten Fragen in dieser Arbeit lauten:

1. Was ist mit aktuell Kranken, mit den Kranken, die z.B. noch nicht an der o. g. Studie teilnehmen können – wie kann ihnen geholfen werden?
2. Wann können – bei erfolgreichem Ergebnis der Studie, der allgemeinen Forschung – mögliche Interventionen zur Verfügung gestellt werden?

Eine mögliche Antwort zu den Fragen wäre:

Ein positiver Verlauf der Studie und / oder Forschung und Entwicklung vorausgesetzt, bedarf sicher noch eines mehrjährigen Vorlaufs, bevor z.B. die „Schrittmacher-Technologie" oder Medikamente sicher zum Einsatz kommen können. Bis dahin jedoch, muss mit den Angeboten des Gesundheitswesens ausgekommen werden, wie ich sie zum Teil beschrieben habe.

7.4 Die Forderung!

Dass unsere Gesellschaft eine der ältesten der Erde ist, müssen wir akzeptieren. Ein zusätzliches Siechtum dieser durch „Alzheimer" **nicht**.

Insofern besteht die Forderung an die Verantwortlichen in unserer Gesellschaft: Forschung und Entwicklung nicht nach Maßgabe ökonomischen Prinzipien hin zu unterstützen, sondern einen maximalen Einsatz an Ressourcen im Sinne der Volksgesundheit u. -sicherheit zu leisten, damit z.B. das Deutsche Zentrum für Neurodegenerative Erkrankungen in Zusammenarbeit mit berufenen anderen Einrichtungen beschleunigt dieser Geißel entgegen wirken kann. Denn diese Krankheit betrifft die gesamte Bevölkerung Deutschlands, ob direkt oder indirekt.

„Wir alle sind Betroffene im Umfeld der Diagnose Demenz Typ Alzheimer!"

dum spiro, spero
(Solange ich atme, hoffe ich)

Glossar

Nachstehende Erläuterungen von Fachbegriffen stammen aus dem Wörterbuch der Psychologie von Fröhlich bzw. aus dem Online-Lexikon der Psychologie von Alexander Mirò und dem Pschyrembel.

Acetylcholin	Endogene chemische Substanz. Ein wesentlicher Neurotransmitter.
Adoleszenz	Bezeichnung für eine Entwicklungsphase, welche den Übergang in das Jugendalter kennzeichnet und mit bzw. nach der Pubertät einsetzt. Sie gehört zu dem Prozess des Erwachsenwerdens und geht mit mehr oder weniger dramatischen Veränderungen sozialer Einstellungen und Verhaltensweisen einher.
Affekt	Es handelt sich um einen impulsiven Ausdruck individueller Gefühle oder Emotionen. Z. B. Freude, Trauer, Angst, Wut, Hass usw.
Affektlabilität	Rascher Wechsel der emotionalen Stimmung.
Agnosie	Hier ist aufgrund einer hirnorganischen Schädigung die sprachliche Möglichkeit gestört, ein wahrnehmbares und bekanntes Objekt zu benennen bzw. zuzuordnen.
Agraphie	Schreibstörung.
Akalkulie	Rechenstörung – allgemein auch als Dyskalkulie bekannt.
Alexie	Leseunfähigkeit – im Zusammenhang mit Agraphie – allgemein auch Legasthenie.
Amnesie	Spezielle Gedächtnisstörung, bei der es zu teilweisen oder totalen Erinnerungsverlusten kommt. Die Erinnerungsverluste können unterschiedlich lang sein und können psychogen oder durch eine physische Gewalteinwirkung (z. B. Unfall) verursacht sein.
Anamnese	Es ist die Erhebung der Krankheitsvorgeschichte sowie der aktuellen Lebenssituation eines Patienten. Systematische Sammlung von Informationen um letztlich zu einer gesicherten Diagnose zu gelangen.
Apathie	Teilnahmslosigkeit, Unfähigkeit zu Spontanität.

Aphasie	Zentrale Sprechstörungen.
Apraxie	Störung, bei der aufgrund einer hirnorganischen Störung die Patienten keine intakte Fähigkeit zu sinnvollen Handlungen mehr besitzen, obwohl sowohl Einzelhandlungen möglich sind und auch die Wahrnehmungsfähigkeit voll erhalten ist.
Ätiologie	In Medizin und Psychologie die systematische Analyse von Krankheits- bzw. Störungsursachen.
Depression	Es handelt sich um eine Störung, bei der Symptome der Herabgestimmtheit, Rückzug, Ein- und Durchschlafstörungen, Appetitstörungen, Antriebsmangel, Affektarmut, Leeregefühl, Freudlosigkeit usw. auftauchen. Als eine Ursache wird eine Störung des Hirnstoffwechsels vermutet.
Emotion	Es handelt sich um seelische, gefühlsmäßige und/oder körperliche Reaktionen, mit deren Hilfe die Umwelt oder bestimmte Ereignisse wahrgenommen, interpretiert und bewertet werden. Im Vordergrund steht dabei eine bestimmte Empfindung, die ausgelöst wird. Weiterhin können sowohl vegetative Reaktionen z. B. des Herz-Kreislaufsystems als auch motorische Reaktionen z. B. der Gesichtsmuskulatur auftreten.
Kognition	Gesamtheit aller Funktionen und Prozesse, die mit dem Erwerb, der Speicherung und Wiederverwendung von anschaulichen und abstrakten Erkenntnissen, Einsichten und Wissen zu tun haben.
Neuroleptika	Es handelt sich hierbei um eine auf die Psyche einwirkende Medikamentengruppe, die z. B. zur Behandlung von psychotischen Symptomen verwendet wird. Sie wirken auf den Hirnstoffwechsel ein und verändern damit die Übertragung von elektrischen Reizen im Hirn.
Neurotransmitter	Es handelt sich um chemische Botenstoffe, die für die Informationsvermittlung im Hirn nötig sind.
Nootropika	Im weitesten Sinne handelt es sich um Arzneimittel, Nahrungsergänzungsmittel oder andere Substanzen, denen eine vorteilhafte Wirkung auf das zentrale Nervensystem zugesprochen wird. Im engeren und wissenschaftlich-pharmakologischen Sinne sind Arzneimittel

gemeint, die als so genannte Antidementiva für die Behandlung einer Demenz zugelassen sind.

Symptom	Ein Anzeichen, aus dem auf einen bestimmten Zustand (z. B. Krankheitszustand) geschlossen werden kann (z. B. Schmerzen oder Traurigkeit).
Syndrom	Ein komplexes Bündel unterschiedlicher Symptome.

Abkürzungsverzeichnis

AFI	Alzheimer Forschung Initiative
BGB	Bürgerliches Gesetzbuch
BMBF	Bundesministerium für Bildung und Forschung
BMG	Bundesministerium für Gesundheit
BMWi	Bundesministerium für Wirtschaft und Technologie
CT	Computertomografie
DAT	Demenz Alzheimer Typ
MRT	Magnetresonanztomographie

Abbildungsverzeichnis

Abbildung 1: Struktur der Arbeit 8

Abbildung 2: Prävalenz von Demenzen 10

Abbildung 3: Stadien und Verlauf DAT 14

Abbildung 4: Ein Erklärungsmodell 16

Abbildung 5: Trauerprozess 31

Abbildung 6: Indexbildung 36

Abbildung 7: Einbettung der Studie 37

Abbildung 8: Altersstruktur / Prävalenz 40

Abbildung 9: Bevölkerungsvorausberechung 41

Abbildung 10: Der Teufelskreis 62

Abbildung 11: Der Lernprozess 63

Abbildung 12: Schnitte durch das Gehirn 64

Abbildung 13: Altersstruktur 65

Abbildung 14: Hochrechnung 66

Tabellenverzeichnis

Tabelle 1: Überblick Symptomatik Demenz bei Alzheimer-Krankheit 13

Tabelle 2: Alterskohortenbildung 43

Tabelle 3: Nettoeinkommen 43

Tabelle 4: Ermittlung der Zusatzkosten 44

Tabelle 5: Zusatzkosten / Unterdeckung 44

Tabelle 6: Test - Effektstärke 45

Literaturverzeichnis

AFI (2012): Häufig gestellte Fragen.
URL: http://www.alzheimer-forschung.de/alzheimer-krankheit/faq.htm. Stand [11.01.2012].

Auswärtige Amt (2011): Deutschland-Nachrichten. URL:
http://www.germany.info/Vertretung/usa/de/newsletter/2011/09/DN__110912.html.
Stand [31.01.2012].

Bannert (2012): Progressive Muskelrelaxation nach Jacobson. URL:
http://www.entspannungs-seminare.info/PMR.html. Stand [12.01.2012]

Betz / Breuninger (1987): Teufelskreis Lernstörungen, Theoretische Grundlegung und Standardprogramm. 2. Überarbeitete Aufl. Weinheim.

BGB DEJURE (2012): § 1897 Bestellung einer natürlichen Person. URL:
http://dejure.org/gesetze/BGB/1897.html. Stand [11.01.2012].

BMBF (211): Das Deutsche Zentrum für Neurodegenerative Erkrankungen. In: Die Deutschen Zentren der Gesundheitsforschung. Gebündelte Erforschung von Volkskrankheiten. Bonn

BMG (2012): Diagnose Demenz – was nun? URL:
http://www.bmg.bund.de/pflege/demenz/diagnose-demenz-was-nun.html. Stand [17.01.2012].

BMWi (2009): Erstellung eines Satellitenkontos für die Gesundheitswirtschaft in Deutschland. In: Zusammenfassung. Forschungsprojekt im Auftrag des Bundesministeriums für Wirtschaft und Technologie. Berlin.

Bödeker, L. (2011): Lerntherapie (nach Betz / Breuninger). Unveröffentlichtes Material. IEK Institut. Tübingen.

Colo, C., Cristaller, T., Pöppel, E. (1999): Bioinformation. Problemlösungen für die Wissensgesellschaft. Heidelberg.

DAlzG (2012): Deutsche Alzheimer Gesellschaft.
URL: http://www.deutsche-alzheimer.de. Stand [10.1.2012].

DESTATIS (2009); Bevölkerung Deutschlands bis 2060. URL:
http://www.destatis.de/jetspeed/portal/cms/Sites/destatis/Internet/DE/Presse/pk/20 09/Bevoelkerung/pressebroschuere__bevoelkerungsentwicklung2009,property=file .pdf. Stand [20.01.2012].

DMID ICD-F0 (2011): Organische, einschließlich symptomatischer psychischer Störungen (F00-F09).
URL: http://www.dimdi.de/static/de/klassi/diagnosen/icd10/htmlgm2011/block-f00-f09.htm#F00. Stand [10.01.2012].

DPA (2012): Mehr Geld für Demenzkranke. In Stuttgarter Zeitung vom 20.01.2012. Seite 4. Stuttgart.

Fröhlich, W. (2002): Wörterbuch Psychologie. 24. durchgesehene Aufl. München.

Kast, V. (2008): Natürliche Trauer - komplizierte Trauer.
URL: http://www.psychotherapie-wissenschaft.info/index.php/psy-wis/article/view/28/129. Stand [11.01.2012].

Kidd, J. R. (1979): Wie Erwachsene lernen. Braunschweig.

Koeslin, J. (2007): Psychiatrie und Psychotherapie für Heilpraktiker. 2. Aufl. München Jena.

Marek, J. (2010): Der Babuschka-Effekt. München.

Marek, J. (2011): Lebenslanges Lernen – Notwendigkeit oder Zwang? München.

Mayer, J. (1994): Die Archetektur des Gehirns. Universität Stuttgart Institut für Maschinelle Sprachverarbeitung. URL: http://www.ims.uni-stuttgart.de/phonetik/joerg/sgtutorial/index.html. Stand [14.01.2012].

Miró, A. (2010): Lexikon-Psychologie.
URL: http://www.lexikon-psychologie.de/. Stand [01.01.2012).

Möller, H-J., Laux, G., Deister, A. (2005): Psychiatrie und Psychotherapie. 3. überarbeitete Aufl. Stuttgart.

Müller-Commichau, W. (2007): Lebenskunst lernen. Baltmannsweiler.

Müller-Commichau, W., Schaefer, R. (2007): Wenn Männer trauern. Über den Umgang mit Abschied und Verlust. Mainz.

Müßigbrodt, H., Kleinschmidt, S. Schürmann, A. Freyberg, H. Dilling, H. (2010): Psychische Störungen in der Praxis. 4. Vollständig überarbeitete Aufl. Bern.

Pschyrembel, W. (1998): Klinisches Wörterbuch. 238., neu bearbeitete Auflage. Berlin New York.

UNIBONN (2011): Mögliche Ursache für Alzheimer-Krankheit entdeckt. URL: http://www3.uni-bonn.de/Pressemitteilungen/096-2011. Stand [31.01.2012].

Anhang 1: Der Teufelskreis

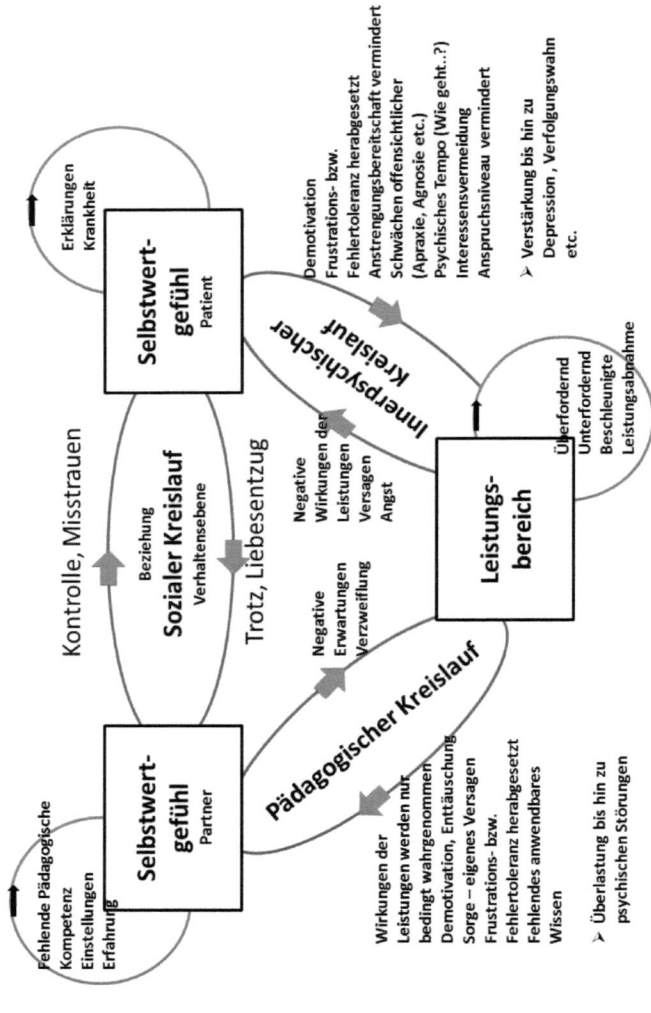

Abbildung 10: Der Teufelskreis

Anhang 2: Der Lernprozess

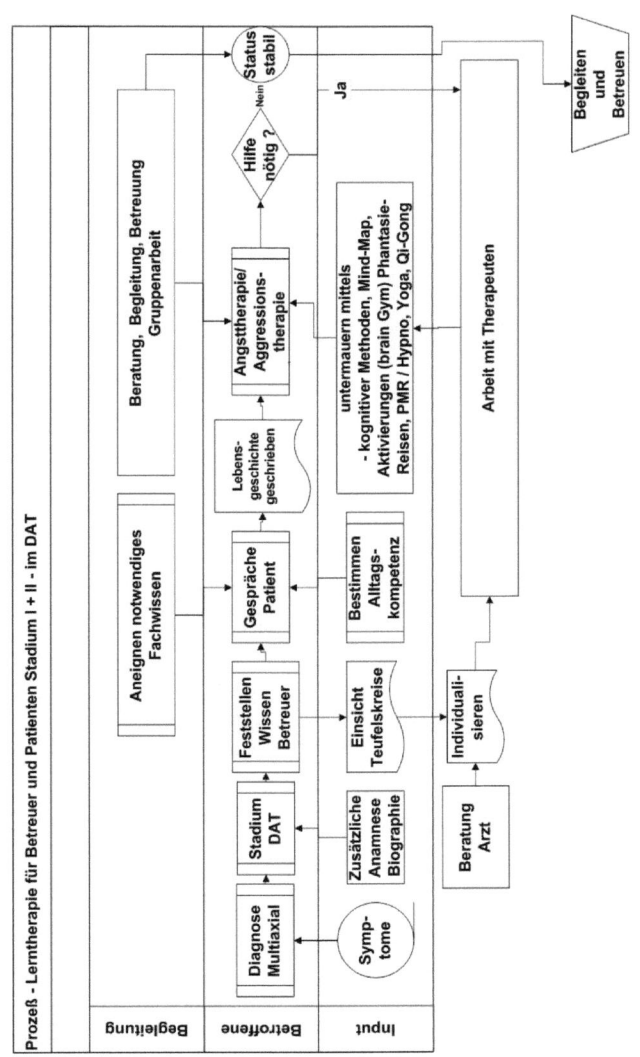

Quelle: Eigene

Abbildung 11: Der Lernprozess

Anhang 3: Architektur des Gehirns

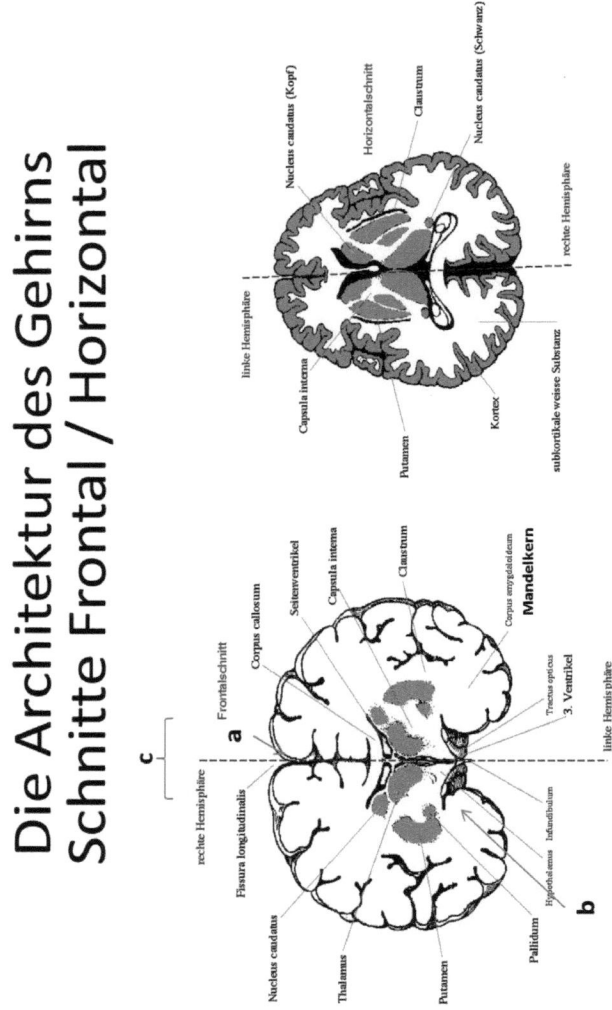

Abbildung 12: Schnitte durch das Gehirn

Anhang 4: Altersstruktur – Entwicklung bis 2060

Eine mögliche Zukunft der Bevölkerung bzgl. „Demenz Typ Alzheimer" scheint aufgrund der „Veralterung" der Gesellschaft bis 2060 gegeben!

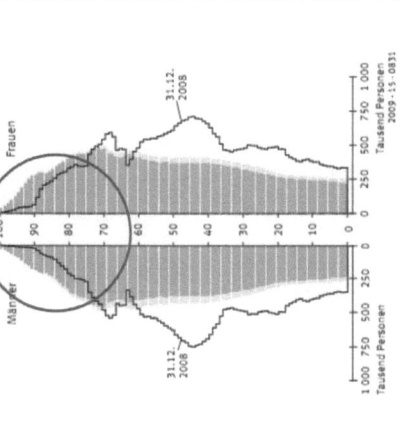

- Heute besteht die Bevölkerung zu 19% aus Kindern und jungen Menschen unter 20 Jahren, zu 61% aus 20- bis unter 65-Jährigen und zu 20% aus 65-Jährigen und Älteren.

- Im Jahr 2060 wird – nach der Variante Untergrenze der „mittleren" Bevölkerung – bereits jeder Dritte (34%) mindestens 65 Lebensjahre durchlebt haben,

- und es werden doppelt so viele 70-Jährige leben, wie Kinder geboren werden.

Quelle: DESTATIS 2009, S. 13f

Eine mögliche Prognose aufgrund Prävalenz zu Demenz: ca. 2,5 Millionen Menschen würden in 2060 an dieser Krankheit leiden. Dies bedeutet ca. 1,5 Millionen leiden an DAT

Abbildung 13: Altersstruktur

Anhang 5: Hochrechnung Alzheimer Kranke

Bevölkerungsvorausberechnung - Statistikdaten auf Basis 2008					Hochrechnung Alzheimer	
Jahr	Variante "mittlere" Bevölkerung, Untergrenze		Alterskohorte 65+		Durchschnittl. Prävalenz von AFI angenommen	Anzahl der Alzheimer Kranken in % ausgehend von Prävalenz und Bereinigung
	1 000	2008=100	Anteil in %	1 000	0,068	
2008	82.002	100,00	16%	13.120	892	1,09%
2010	81.545	99,40	17%	13.700	1.200	1,47%
2020	79.914	97,50	18%	14.145	1.230	1,54%
2030	77.350	94,30	22%	17.249	1.441	1,86%
2040	73.829	90,00	23%	16.981	1.423	1,93%
2050	69.412	84,60	23%	15.965	1.354	1,95%
2060	64.651	78,80	22%	14.223	1.235	1,91%
Quelle: Basis DESTATIS					Quelle: Eigene	
Kommentar:					Korrelation	0,885
Bereinigung muss vorgenommen werden, da aktuell 1,2 Millionen Kranke Alzheimer						
Dies bedeutet bei der Jahreszahl 2010 und folgende einen Zuschlag von 268.000 Kranken						
Eine Berechnung über DESTATIS erlaubt eine statistische Vorausberechnung						
Feststellungen statistischer Art:						
Die Alterkohorte 65+ wächst auf bis zu 23% in 2050						
Dies bedeutet bei einem durchschn. Alzheimer-Fenster von 10 Jahren unterstellt eine						
Anzahl von durchschnittlich 1,3 Millionen Fällen im Jahresintervall [2010;2060] p. Jahr						
Weiterhin bedeutet dies, dass allein diese Krankheit in den nächsten Jahren						
ein Wachstum auf bis zu 2% der Bevölkerung betrifft						
Die jeweiligen Gipfel sind in 2030 die Anzahl der Kranken und in 2050 der %-Anteil an der Bevölkerung						

Quelle: Eigene

Abbildung 14: Hochrechnung

Teil 2

Besprechung des wissenschaftlichen Aufsatzes unter dem Gesichtspunkt der Vertiefung von wissenschaftlichen Arbeiten

Eingang

In meinem Buch „Einführung in wissenschaftliches Arbeiten für Lernende in Gesundheitsfachberufen" zeige ich Grundlegendes über wissenschaftliches Arbeiten auf, z. B.: wie kann zitiert werden, was bringt eine Gliederung, welche Formvorschriften sollten genutzt werden etc.? Weiterhin zeige ich an kleinen Beispielen auf, wie ein Referat resp. eine Hausarbeit gestaltet werden soll.

Dieses Ihnen nun vorliegende Buch ist eine **Weiterführung / Vertiefung** des Vorgenannten.

Die Motive für dieses neue Büchleins liegen in meiner Tätigkeit u. a. als Erwachsenenbildner. Da ich das Fach - Wissenschaftliches Arbeiten - als eine „Ars Liberalis" ansehe und ich dieses Fach an einer Hochschule und einer Akademie[12] des Internationalen Bundes unterrichte, stehe ich vor meinen Schülern und Studenten in der Pflicht, nicht nur theoretisch den Stoff darzulegen, sondern diesen anhand eigener Arbeiten aufzuzeigen. Hierzu habe ich einen Aufsatz verfasst, der nicht nur aktuell ist, sondern unter Evaluationsgesichtspunkten (z. B. Gütekriterien) besprochen wird. Insofern setze ich mich hierbei einer kritischen Investigation aus – nämlich einer Bewertung durch Sie. Und durch eine Bewertung „meines" Professors – denn was für Sie gilt, muss auch für mich gelten!

Es handelt sich weiterhin bei dieser Buch um eine didaktische Ermöglichung für die Studierenden und mich, um wissenschaftliches Arbeiten zu vertiefen, da für eine qualitativ gelungene Erörterung eben nicht nur Formvorschriften relevant sind, sondern z. B. auch dramaturgische „Kniffe" (literarisches Ich) eine Relevanz aufweisen.

Hinweis: In diese Besprechung selber verzichte ich auf eine wissenschaftliche Schreibweise und auf Verzeichnisse – dazu ist die Seitenzahl zu gering, und falls ich zitieren muss, dann tue ich es direkt im Text und verletzte somit keine Autorenrechte.

Johann Marek

---

[12] http://www.ib-hochschule.eu/ und http://www.med-akademie.de

Inhaltsverzeichnis

Grundlegung	Einleitung zum Thema "Vertiefung Wissenschaftliches Arbeiten"	VI
Kriterium I	Erfassen, Entwickeln und Darstellen der in der Themendarstellung enthaltenen Problemstellung; Hinführung zum Thema	IX
Kriterium II	Sprachliche Angemessenheit (Stil, richtige Definition und Verwendung der für die Problemstellung wichtigen Begriffe, präzise Anwendung der Fachsprache)	X
Kriterium III	Logischer bzw. systematischer Aufbau der Arbeit	XI
Kriterium IV	Schlüssigkeit der Argumentation	XII
Kriterium V	Vollständigkeit der Ausführung, Bearbeitungstiefe	XII
Kriterium VI	Angemessenheit der wissenschaftlich-theoretischen Fundierung	XIII
Kriterium VII	Literaturauswahl (Umfang, Zweckmäßigkeit, Aktualität)	XIV
Kriterium VIII	Beachtung formaler Vorschriften (Nachweise, Titelblatt, Rand etc.), Rechtschreibung, Zeichensetzung und Zitation	XV
Kriterium IX	Eigenständige Beiträge (Hinweise auf übergreifende Zusammenhänge, weiterführende Fragen, Theorie-Praxis-Bezug, Lösungsansätze, eigene Konzepte)	XVIII
Kriterium X	Reflexion und Erkenntnis (Zusammenfassung)	XIX
Meta-Kriterium	Reliabel, Objektiv, Valide	XX
Gutachten	Prüfung des wissenschaftlichen Aufsatzes	XXI
Fazit	Reflexion der Arbeit	XXIII
Anhang	Bewertungstableau	XXV
Anlage	Vom Autor bis dato erschienenen Bücher	

Grundlegung

Einleitung zum Thema "Vertiefung Wissenschaftliches Arbeiten"

Vorweg noch zum Umfang einer wissenschaftlichen Studienarbeit – dies ist von Fall zu Fall vom jeweiligen Prüfungsamt der Hochschule / Universität vorgegeben. Je nach möglicher Zeitvorgabe kann zum Beispiel eine Bachelor-Thesis ca. 30 Seiten umfassen, wenn Ihnen ein Monat Bearbeitungszeit zugestanden wurde. Der Aufsatz, den wir besprechen, orientiert sich an einer 3-monatigen Zeitvorgabe, die einem (ca.) 50-70 seitigen Umfang (ca. 11.000 Wörter) des Textteils entspricht.

Das Thema könnte nun vorgegeben sein bzw. Sie dürfen sich selber ein Thema wählen. Bilden Sie zuerst um das Thema „herum" einen Arbeitstitel – und besprechen Sie mit Ihrem Mentor oder Betreuer eine mögliche Fokussierung der Arbeit. Machen Sie sich zu diesem Thema eine Mind-Map, welche Inhalte Sie bearbeiten wollen bzw. müssen. Denn es kann sein, dass das Thema, wenn es zu mächtig ist, den Umfang der Arbeit oder auch ihre Wissensbasis sprengt.

Beispiel zu meinem Aufsatz:

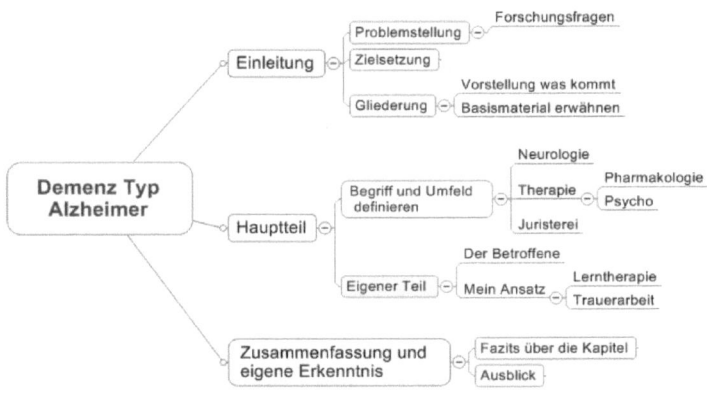

Quelle: Eigene

Ein m. E. grundlegendes Momentum für einen wissenschaftlichen Aufsatz (z. B. Bachelor-Arbeit, Semester-Arbeit, Hausarbeit etc.) ist die persönliche Anschlussmöglichkeit zum Thema der Arbeit. Insofern Sie eine Arbeit über „die moderne Logik der Unvollständigkeit" schreiben und Sie sich nicht den mathematischen Strukturen eines Kurt Gödel & Co.

innerlich annähern können, dann werden Sie erheblich Schwierigkeiten haben, den inneren Zugang zu dem Stoff zu finden.

Leichter ist es im Sinne einer Anschlussmöglichkeit, wenn sich das Thema Ihnen innerlich erschließt. Aus dem o. g. Schaubild wird ersichtlich, dass ich die Anschlussmöglichkeit und Idee habe, Lerntherapie und Trauerarbeit als den von mir gewählten Zugang in den Mittelpunkt zu stellen. Hier zeige ich die Elemente auf, die sich um die Forschungsfrage drehen und letzthin eine Antwort in der Zusammenfassung ermöglichen. Soweit, so gut – denn dies ist meine emotionale Verfasstheit, welche die Arbeit i. S. v. Motivation unterstützte. Meine Motive resp. Motivation können Sie in einem Vorwort fassen (s. Vorwort der Arbeit oder in Kapitel *1.2 Zielsetzung*, Seite 5 einbringen.).

Noch ein „Wort" zum Prozess des wissenschaftlichen Arbeitens – sehen Sie sich den Prozess im u.a. Schaubild an!

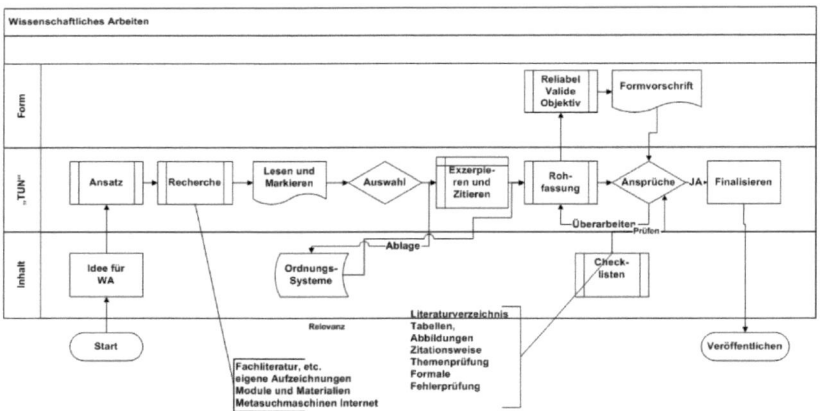

Quelle: Eigene

Hinweis: In den **Klammern** – so wie vorhin benutzt (vorletzter Satz) – stelle ich im weiteren Verlauf die Querverbindungen zum Aufsatz dar, so dass Sie den Inhalt sofort nachsehen können.

Die auf den folgenden Seiten verwendeten Kriterien sind eine Sammlung von Kriterien bzgl. der Evaluation von wissenschaftlichen Arbeiten, wie sie von Hochschulen und Universitäten (z. B. Technische Universität Kaiserslautern) in ähnlicher Form verwendet werden, und an die ich mich auch selber in der Bewertung und Notenfindung einer wissenschaftlichen Arbeit orientiere.

Es sind Kriterien, die Sie unter dem Gesichtspunkt „Qualitätssicherung" selber gegen ihre Arbeit richten können (sollen).

Diese Kriterien werde ich auf den Folgeseiten im Detail besprechen und sie im Zusammenhang mit meiner wissenschaftlichen Arbeit (Teil 1) erläutern – ein entsprechendes Beispiel eines Bewertungstableaus ist im Anhang enthalten.

Kriterium I

Erfassen, Entwickeln und Darstellen der in der Themendarstellung enthaltenen Problemstellung; Hinführung zum Thema

Es geht also um die Einleitung: hier sollen die Studierenden aufzeigen, wie sie sich dem Thema wissenschaftlich nähern.

Also soll in der Gliederung enthalten sein (Kapitel

1. *Auf* dem Weg, Seite 5):

1. Hinführung zum Thema
2. Problemstellung
3. Zielsetzung und
4. Gliederung

Doch nicht genug – es muss (!) immer klar werden, warum es in der Arbeit geht! Insofern bedarf es einer „Forschungsfrage" (Kapitel *1.1 Problembeschreibung*, Seite 6). Diese ist quasi das „literarische Ich", das sich intentional in der Arbeit findet, denn Sie wollen am Ende ja zu dem gewählten Thema eine Antwort geben.

Wie Sie an der Gliederung erkennen, steht da nicht expressis verbis „Einleitung", sondern „Auf dem Weg". Sicherlich besteht eine Arbeit aus Einleitung, Hauptteil und Schluss. Doch ein wenig Kreativität – also Kapiteltitel zum Text passend - ist schon das erste Mittel der Wahl. Sicherlich, im ersten Entwurf ist dies zulässig.

Noch ein Punkt: gerade die Bildung einer „Forschungsfrage" stellt einige Studierende immer wieder vor eine schier unlösbare Aufgabe. Ein Ansatz kann so aussehen: schreiben Sie erstmals einen kleinen Satz als Frage und dann - hier ein Kniff – vollziehen Sie einen „Kopfstand". Schreiben sie Ihre Arbeit im Kernteil und am „Ende", fassen Sie ein Fazit zu selbigem, dann haben Sie eine i.d.R. valide Antwort zu dem, was die Arbeit leisten sollte. Formulieren Sie diese Antwort nun in Ihre Forschungsfrage um!

Das Thema zu erfassen und zu entwickeln, gleicht oft einem schweren Unterfangen. Aber auch hier kann „man" es sich als Ungeübter etwas leichter machen: schauen Sie einfach in andere Arbeiten (im Internet existieren unzählige), sprechen Sie mit Ihren Kommilitonen oder mit Ihrem „Prof" oder lassen Sie die Einleitung ruhen und gehen Sie zuerst an das Kernstück Ihrer Arbeit und formulieren dann.

Manch einer entwickelt seine Arbeit quasi wie ein Schneckenhaus – also von innen nach außen.

Die Entwicklung des Themas kann klassisch auf zwei Arten gelingen –in „deduktiver" oder in „induktiver" Form. Meint also, vom „Großen" zum Detail oder vom Detail zum „Großen". In meiner Arbeit schreibe ich nicht zuerst von einer Volkskrankheit, die bedingt wird durch das ermöglichte Älterwerden, sondern ich gehe vom „Kleinen" (Kapitel1, Seite 5), also einem Beispiel, hin zum „Großen" (Kapitel 2. *Der ganze Mensch*, Seite 10).

Falls ich deduktiv vorgehen würde, müssten die Inhalte der Kapitel quasi getauscht werden, wobei natürlich auf Passung zu achten wäre.

In meiner Arbeit taucht an der Stelle noch ein Fazit zu jedem Kapitel auf (ich gehe auf diese Technik noch später ein).

Kriterium II

Sprachliche Angemessenheit (Stil, richtige Definition und Verwendung der für die Problemstellung wichtigen Begriffe, präzise Anwendung der Fachsprache)

Sich einem Thema wissenschaftlich zu nähern und dann darüber zu schreiben, bedarf der Fachsprache, in der das Thema wissenschaftlich verortet ist. Hier kommt es vor allem darauf an, dass erstmals die Begrifflichkeiten erklärt und dann im weiteren Verlauf der Arbeit auch adäquat verwendet werden. In der Arbeit bringe ich in jedem Hauptteil-Kapitel die relevanten Definitionen und Begrifflichkeiten am Anfang des Kapitels.

Es lässt sich an der u. a. Abbildung im Kriterium III gut erkennen, dass die Kapitel in sich immer einen Anteil an wissenschaftlichem (fremdem) Gedankengut aufweisen.

Weiterhin existiert in dieser Arbeit noch zusätzlich ein Glossar (Kapitel *Glossar*, Seite 53f). Dies ist notwendig, da eine Fachsprache vorliegt, die, wenn jeglicher Begriff in der Arbeit erläutert würde, die Lesbarkeit doch erheblich erschweren würde. Darüber hinaus soll Ihr Sprachstil sich an dem verwendeten Sprachstil im Fach bzw. Themengebiet anlehnen und eine umgangssprachliche Anlehnung weitestgehend vermeiden.

Kriterium III

Logischer bzw. systematischer Aufbau der Arbeit

Es lässt sich an der u. a. Abbildung gut erkennen, dass die Kapitel in sich immer einen Anteil an wissenschaftlichem (fremdem) Gedankengut aufweisen.

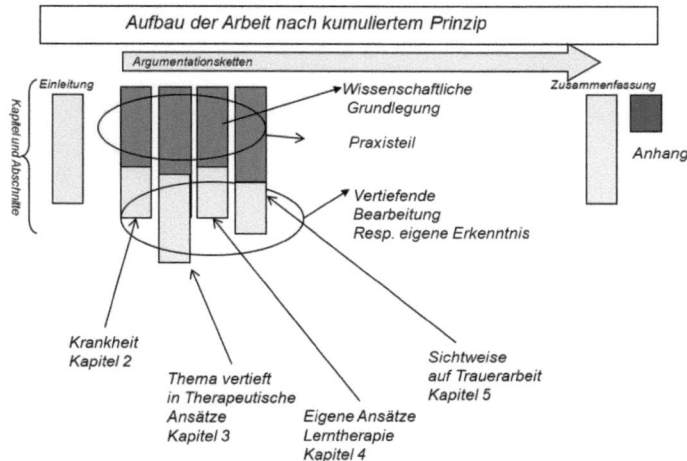

Quelle: Eigene

Ferner wird erkenntlich, dass in jedem Kapitel eigenes Gedankengut eingebracht ist. Eine persönliche Bemerkung – im Laufe meiner vielen wissenschaftlichen Arbeiten habe ich festgestellt, dass „man" es sich in der Entwurfsphase selber nicht zu schwer machen sollte. Schreiben Sie eine Arbeit nicht von „vorne" nach „hinten" durch, sondern fokussieren Sie sich zuallererst auf die Kapitel, die Ihnen leicht fallen (s. Mind-Map).

Unabdingbar ist jedoch die Einhaltung einer Gliederung, wie sie von dem jeweiligen Prüfungsamt vorgegeben wurde. In den meisten meiner Bücher und Arbeiten verwende ich die Gliederung in der Form, dass z. B. die Verzeichnisse, bis auf das Literaturverzeichnis, vor dem eigentlichen Textteil stehen. In der Arbeit, die wir gerade besprechen, orientiere ich mich an Vorgaben der Hochschule und lege alle Verzeichnisse an das Ende der Arbeit (s. ab Kapitel *Glossar* beginnend).

Zum Verhältnis der Gliederungsteile untereinander kann eine Daumenregel verwendet werden bzgl. der Anzahl der Seiten: ca. 10% für die Einleitung, ca. 70% für den Hauptteil und 10% für den Schluss; die restlichen ca. 10% Prozente stehen für Verzeichnisse etc.

zur Verfügung. Ich habe dies auch in meiner Arbeit verwendet. Aber Achtung: bitte achten Sie darauf, dass Einleitung und Schluss sich in der Anzahl der Seiten ungefähr die Waage halten sollen – denn es sind vor allem diese beiden Teile, die die Arbeit binden – diese Teile sind die Klammer zu dem Hauptteil.

Darüber hinaus ist die Gliederung ein Teil der Logik ihrer Arbeit. Insofern geben Sie wie ich im Kapitel *1.3* einen entsprechenden Überblick, was Sie in dem Kapitel abhandeln wollen. Vorteil hierbei ist, dass Sie einen Einzeiler als Inhaltsangabe verwenden können, weil die Kapiteltitel „aus Platzgründen" in der Gliederung (Inhaltsverzeichnis) nicht immer aussagefähig sind.

Kriterium IV

Schlüssigkeit der Argumentation

Klar erkennbar ist wiederum in o. g. Abbildung bzgl. Aufbaus der Arbeit, dass die Struktur „ Einleitung, Hauptteil und Schluss" die Argumentationskette unterstützt. Dies ist ein wesentlicher Teil der Dramaturgie der Arbeit. Es zeigt eine systematische Hinführung zur Antwort auf die Forschungsfrage schlechthin.

Zum Aufbau von Argumenten und deren möglicher Verwendung (linear, dialektisch etc.) verweise ich auf entsprechende Deutsch-Unterlagen bzgl. Erörterung. Wichtig ist, wenn Sie eine Aussage treffen, dass diese beweisbar ist – entweder durch eigene Zahlen, Daten und Fakten, oder durch Quellen, die seriös und treffend für die Arbeit sind (vgl. z.B. *Kapitel 2.1 und Anhang 5* – hier beziehe ich mich auf eine sichere Zahlenlage). In dieser Arbeit verwende ich als Abschluss eines Hauptkapitels immer ein Fazit (s. z. B. Kapitel *2.4 Fazit II*, Seite 16). Hier fasse ich für **diese Arbeit** kurz die wichtigen Schlüsselworte zusammen und bereite damit den Bodensatz für meine Zusammenfassung im letzten Kapitel, da wo ich meine Erkenntnis vertrete (Kapitel *7.1 Resümee*, Seite 48).

Kriterium V

Vollständigkeit der Ausführung, Bearbeitungstiefe

Die Kontingenz der Arbeit (i. S. v. Umfang) erlaubt nicht, dass jede Perspektive Ihrer Arbeit bis zum letzten Punkt abgehandelt wird. Dies ist nicht leistbar! Leistbar ist jedoch, sich den Schwerpunkten zu nähern und im Zweifelsfall expressis verbis darauf hinzuweisen, so wie ich es in der Arbeit getan habe im Kapitel *3.1 Pharmakotherapie*, Seite 18.

Die wichtigste „Sicherung" jedoch gegen Fehler bzgl. Vollständigkeit ist die Forschungsfrage selber. Insofern Sie hierin sehr genau formuliert haben, was Sie in dieser Arbeit abhandeln wollen (s. Kapitel *1.1 Problem*, Seite 6f), sind sie gefeit vor negativen Überraschungen. Dies fassen Sie im Abschluss nochmals zusammen (hierzu später).

Die Bearbeitungstiefe ist ein spezielles Thema – ab wann „reicht" es für die Arbeit? Hier hilft dem Studierenden entweder ein Vergleich von ähnlichen Arbeiten oder als erstes Mittel der Wahl ein Gespräch mit dem Mentor bzw. Betreuer.

Ich habe die Technik der Schlüsselworte angewendet. Beispielsweise verwendete ich als Basisliteratur: Möller, H-J., Laux, G., Deister, A. (2005): Psychiatrie und Psychotherapie. 3. überarbeitete Aufl. Stuttgart. Hier sah ich mir die Gliederungspunkte des Syndroms an und die darin für meine Arbeit wichtigen Aspekte. Daraus resultierte dann für mich, dass ich vier Kapitel vertieft bearbeiten musste (Kapitel *2.2 Neuropathologische Erklärung*, Seite 11, Kapitel *2.3 Demenz bei Alzheimer Krankheit - Diagnostische Kriterien*, Seite 12, Kapitel *3.1 Pharmakotherapie*, Seite 18 und Kapitel *3.2 Psychotherapie*, Seite 18).

Kriterium VI

Angemessenheit der wissenschaftlich-theoretischen Fundierung

Diese „Angemessenheit" soll in der Regel das aus der jeweiligen Fachwissenschaft herausfiltern, was die relevanten Eckpunkte der Arbeit ausmacht. Also: wie sind zum Beispiel die Argumente unterlegt, hat die Beweisführung einen Fundus, und wenn ja, ist diese Stelle bzw. Herkunft auch seriös.

Dabei zeigt sich einerseits, inwieweit fremdes Gedankengut so exzerpiert wurde, dass es den Sinn des Originals nicht entfremdet, und andrerseits sind eigenständige weiterführende Gedanken darauf aufbauend. Nur eigenes Gedankengut allein in einer wissenschaftlichen Arbeit zu einem gängigem Thema darzustellen, das bedarf schon eines Geniestreiches. Also muss entweder auf empirisch erhobene Daten resp. auf erkenntnistheoretische Inhalte von Wissenschaftlern zurückgegriffen werden.

Ob Sie nun eine quantitative Forschungsarbeit schreiben oder eine qualitative Arbeit leisten, ist unerheblich. Wichtig ist, Sie beweisen, dass Sie wissenschaftlich arbeiten können, und hierzu gehören Möglichkeiten der Validität und Reliabilität. Ein Beispiel hierzu ist Kapitel *2.2 Neuropathologische Erklärung*, Seite 11. Dieses Wissen habe ich nicht erkenntnistheoretisch erarbeitet (dazu fehlt mir das Wissen und der Habitus), sondern ich bezog mich hier auf ein Standardwerk und exzerpierte und zitierte.

Dieses Kriterium steht in ursächlichen Zusammenhang mit dem nächsten Kriterium - der Literaturauswahl.

Kriterium VII

Literaturauswahl (Umfang, Zweckmäßigkeit, Aktualität)

Das ist der Punkt, der sich schon in der Recherche zeigt. Es sind Fragen zu beantworten wie: Ist dies die richtige Lektüre, passt die Stelle, die ich zitiere, habe ich genug Literatur im Verzeichnis und wird diese Literatur von der prüfenden Stelle anerkannt. Und: kann ich mein Thema und meine Forschungsfrage mit dieser Literatur ausreichend begründen?

Selbst wenn in wissenschaftlichen Arbeiten eine Zitation von Wikipedia i.d.R. nicht erfolgen soll so ist dies ein erster guter Ansatz, sich ein eventuell vergessenes Wissen wieder zu beschaffen bzgl. Quelle und danach anzulesen.

Ein Blick zurück – in mein Buch „Grundlagen des Wissenschaftlichen Arbeitens":

„Insofern gehen Sie auch hierbei wieder systematisch vor und suchen Sie die Literatur, die sich einschlägig mit dem Thema und Ihrer Fragestellung beschäftigt. Literatur, die sich augenscheinlich genau mit Ihrer Fragestellung auseinandersetzt, nennt sich Primärliteratur. Sekundärliteratur ist die Literatur, die sich auf Primärliteratur bezieht. Es geht also um die eigentliche Quelle (primär) eines Flusses und nicht um die in der Mündung des Flusses gefundenen Tropfen (sekundär)".

Beispielsweise ist für Ergotherapeuten ein angesehenes Basiswerk „Ergotherapie. Vom Behandeln zum Handeln" von Scheepers, Steding-Albrecht und Jehn – dies kann ohne Probleme verwendet werden. Eine Apotheker-Zeitschrift sollte dagegen, auch wenn der Artikel „gut" erscheint, nicht genommen werden! Auch hier gilt wiederum, sprechen Sie mit dem Betreuer bzw. Mentor der Arbeit.

Noch ein Wort zu den Werken, die „Ihr" Professor veröffentlicht hat. Insofern Ihnen das Werk viabel erscheint, verwenden Sie es. Dies hat nichts mit einer Subordination resp. einer manipulativen Sicht zu tun, sondern ist einfach ein treffender Gebrauch von Wissen, denn der Professor kennt seinen Text und somit auch seine Gedankengänge darin. Er kann Ihnen dann in Ihrer Argumentation sicher folgen. Es ist auch nichts Ehrenrühriges darin, von seinem Dozenten ein Buch zu kaufen. Dies bedeutet weder ein Inzestverhalten, noch bedeutet dies, dass Ihre Arbeit deswegen besser benotet wird! Wissenschaftliche Autoren schreiben primär für die Wissensgemeinde (auch Sie) und weniger wegen der Honorare, denn ein verkauftes Buch bedeutet gerade mal ca. 1-2 Euro (vor Steuer) an zusätzlichen Einkünften.

Wenn wir nun meine Arbeit ansehen, dann ist die Leitliteratur, obwohl darin wenig verwendet, der Gedanke von Betz / Breuninger (1987): Teufelskreis Lernstörungen, Theoretische Grundlegung und Standardprogramm. 2. Überarbeitete Aufl. Weinheim (Kapitel *4.1 „Lerntherapie" – der Teufelskreis, Seite 23*).

Ich für meinen Teil gehe wie folgt vor, gerade bei Internet-Recherchen:

- Suche mir Universitätsseiten resp. Klinikum Seiten aus, die dem Fachgebiet entsprechen
- Nehme mir die Seiten der notwendigen Ministerien vor
- Weiterhin bieten sich z.B. Max-Plank Institut, Frauenhofer Gesellschaft oder Einrichtungen gleichen Couleurs an.

Auch hier gilt wiederum, sprechen Sie mit Ihrem Betreuer oder dem Mentor der Arbeit – er kann Ihnen raten!

Kriterium VIII

Beachtung formaler Vorschriften (Nachweise, Titelblatt, Rand etc.), Rechtschreibung, Zeichensetzung und Zitation.

Die formalen Vorschriften sind in Teilen von Hochschule zu Hochschule verschieden bzgl. Seitenformats etc. Sehen Sie doch in diesen jeweils nach.

Nicht verschieden sind dagegen alle Universitäten, Hochschulen Akademien und Autoren etc. in Bezug auf die Verwendung von fremdem Gedankengut.

Sie verstoßen gegen geltendes Recht und gegen Ihre eigene Eidesstattliche Erklärung, falls Sie fremdes Gedankengut missbrauchen. Missbrauchen dergestalt, dass Sie dieses Gedankengut für Ihr Eigenes ausgeben.

Es kann schon mal passieren, dass eine wirklich gute Passage sich in Ihren Aufzeichnungen (Exzerpten) befindet und Sie einfach nicht mehr wissen, aus welcher Quelle dies war. Dann recherchieren Sie im Internet – hier findet sich Erstaunliches. Oder sprechen Sie mit Ihrem Betreuer bzw. Mentor, eventuell kennt er die Herkunft. Falls Sie nicht fündig werden und Sie diesen Gedankengang unbedingt nutzen wollen, dann kennzeichnen Sie diese Stelle nach Absprache mit Ihrem Professor und zitieren nach seiner Maßgabe oder „verwerfen den Gedanken".

Ich verweise hierbei auf einschlägige Literatur zur Zitation!

Doch noch auf ein kurzes Statement zur Zitation:

- Direkte Zitate – hier bietet es sich an, vor dem Zitat den Autor gleich namentlich zu nennen (s. Kapitel. 2.1: Möller definiert DAT wie folgt: „Es handelt sich um eine primär degenerative, zerebrale Erkrankung mit typisch neuropathologischen Kennzeichen (Hirnatrophie, pathologische Fibrillenveränderungen, amyloide Plaques)" (Möller / Laux / Deister 2005, S. 198).)

- Bei basalen Grundgedanken, da wo Sie indirekt zitieren, würde ich den Namen des Autors ebenfalls nennen, bevor der Gedankengang ausgeführt wird (s. Kapitel 2.2: Müßigbrodt et al. zeigen auf, dass die Alzheimer-Krankheit also eine primär degenerative zerebrale Krankheit ist, mit einer unbekannten Ätiologie und charakteristischen neuropathologischen und neurochemischen Merkmalen. Sie beginnt meist schleichend und entwickelt sich langsam, aber stetig über einen Zeitraum von mehreren Jahren (vgl. Müßigbrodt et al. 2010, S. 22)).

- Indirekte Zitate, die Sie quasi nebenläufig als ein nicht zu starkes Argument (Beweis) mit einstreuen bzw. die eine Erläuterung / Ergänzung bedeuten, benötigen nicht die Namensnennung im Textverlauf selber sondern nur als Quellangabe (s. Kapitel 3.3, Seite 14: Der behandelnde Arzt wird den Betroffenen (Patienten und Partner bzw. Betreuer) notwendige Unterlagen und Ansprechpartner zur Verfügung stellen. Es muss, da i. d. R. diese nicht wissen, wie sie mit der Krankheit umgehen sollen, seitens des Arztes eine Aufklärung erfolgen (vgl. Möller 2005, S. 207)).

Die Formalien selber lösen sich auf in Fragen zur Qualität selbiger. Hierzu übernehme ich aus meinem o. g. Buch einige Passagen:

„Auch für Hausarbeiten gilt „prüfe wer sich ewig bindet". Es kommt oft vor, dass Schüler und Dozenten bzw. Prüfer sich, nachdem die Arbeit abgegeben wurde, über Übersichtsfehler wundern, die vor allem in der mangelnden Endkontrolle liegen. Gründe können hierfür sein, dass ‚man endlich die Arbeit vom Tisch haben will' bzw. sich im Vorfeld nicht mit einer Qualitätscheckliste vertraut gemacht hat."

Ich wiederhole an der Stelle die Formalien-Checkliste:

- Habe ich die Formvorschriften eingehalten?
- Stimmen Seitenlayout, Seitenzahl, Zeilenabstände, Font und Font-Höhe?
- Stimmt die Dreiteilung der Arbeit im Seitenumfang – also ca.
    - 10-15% Einleitung,
    - 60% Textteil und
    - 10-15% Abschluss?
    - Ca. 10% für den „Rest" – Verzeichnisse etc.
- Sind alle Gliederungsteile in das Inhaltsverzeichnis eingegangen?
- Sind die Quellen benannt und im Literaturverzeichnis aufgenommen?
- Weist das Literaturverzeichnis Autoren auf, die nicht verwendet wurden?
- Ist die Rechtschreibprüfung eingeschaltet gewesen?
- Sind alle Abkürzungen, Abbildungen, Tabellen und Anlagen am richtigen Ort in der Arbeit und aufsteigend sortiert?
- Ist ein Glossar notwendig und am richtigen Ort (sortiert)?
- Sind überflüssige Leerzeichen zwischen Wörtern eliminiert?
- Ist der Ausdruck sauber aus dem Drucker – also die Abbildungen auch lesbar?
- Stimmt das Deckblatt mit der Arbeit überein?
- Ist die Gliederungsnummerierung durchgängig aufsteigend?

- Ist die eidesstattliche Erklärung vorhanden?
- Et cetera (meint: kennen Sie Ihre eigenen Schwächen im Schreibprozess?).

Insofern Sie formale Fehler entdecken, lassen sich diese meist leicht beheben!In meiner Arbeit gehe ich ähnlich vor und ich habe zusätzlich eine Plagiatssoftware angemietet. Dies hilft mir, mich selber zu entdecken, insofern ich eine Quelle vergessen habe! Ein guter Ansatz, da er mir auch hilft, Stellen zu finden, wo ähnliche Gedanken schon mal formuliert wurden. Gerade ähnliche schon formulierte Gedanken Dritter verleiten oft zu einem Handeln, dessen Tragweite für die eigene emotionale Verfasstheit nicht bedacht wird. Hierzu eine kleine Geschichte von mir:

Mut zu eigenen Gedanken - selber schreiben ist schön

Hinter den unzähligen Konsonanten – fern von Grammatik - lebt eine einsame gestohlene Wortgruppe. Schon lange nicht mehr sind Kadenzen bei ihr gewesen und längst schon ist der flinke Vers verschwunden. Nur einsame alte Reime ziehen ihre Runden im Plagiatensee – ein dunkles und mutloses Meer der verlorenen Buchstaben. Es ist ein trauriges Land – es ist das Land der Unlaute und trüben Gedanken.

Doch gibt es andre Länder - an den fröhlichen eigenen Satzflüssen gelegen, wo mächtige Komposita herrschen, Kommata sich um herrliche Wörter ranken. Ja, hier ist die lebendige Sprache zu Hause und kein noch so schnödes Abschreiben stört die Atmung des Gedankenstrichs.

Diese, zugegebenermaßen von Komposita beherrschte, Geschichte soll eines klarmachen: Sie berauben sich selber Ihrer eigenen Kreativität, wenn Sie mittels „Copy & Paste" fremde Gedanken übernehmen, diese letzthin so verändern, dass es scheint, sie wären „neu". Doch „am Ende" bleibt immer der Mangel an entgangenem Stolz über eigenen Fleiß und die Freude über das Werk!

Kriterium IX

Eigenständige Beiträge (Hinweise auf übergreifende Zusammenhänge, weiterführende Fragen, Theorie-Praxis-Bezug, Lösungsansätze, eigene Konzepte)

An dieser Stelle steht die Frage, inwieweit der Autor, der Studierende, eigene Erkenntnisse aufzeigen kann. In meiner Arbeit ist dies sicherlich leicht erkennbar aus der

Zielsetzung, den Forschungsfragen und dem Kapitel 4 in Verbindung mit Kapitel 5, ebenso durch den Hinweis auf eine Ermöglichung in der Praxis.

Es ist der Bereich, wo Sie zeigen können, was in Ihnen steckt hinsichtlich der inhaltlichen Verwendung und der Grundidee Ihrer Arbeit. Sehen Sie sich hierzu bitte die Abbildung zum Kriterium III an.

Wie oben angedeutet, verwendete ich in der Arbeit Fazits. Diese sind Kapitelübergänge - ein Kniff, um einerseits ein Hauptkapitel reflexiv zu handhaben und andrerseits auf das nächste Kapitel bereits sprachlich zu verweisen. Also erscheint in den letzten Zeilen des Fazits „ das **Schlüsselwort**" und sein Umfeld auf - was ich im nächsten Kapitel zu beschreiben beabsichtige. Ein Beispiel hierfür ist die Überschrift des Kapitels 2 „Der ganze Mensch" – im Kapitel 1.4 verwende ich den weiterführenden Gedanken und greife damit schon auf das nächste Kapitel 2 zu.

Diese Technik habe ich in allen Hauptkapiteln gehandhabt. Die Vorteile dabei sind, dass der Leser intentional schon auf das nächste Kapitel ohne einen Bruch des literarischen Ichs vorbereitet wird, und ich quasi schon den Basistext habe für meine Zusammenfassung. Vergleichen Sie doch bitte den Inhalt von Kapitel *3.5 Fazit III* mit dem Kapitel *7.1 Resümee*, Seite 48.

Kriterium X

Reflexion und Erkenntnis (Zusammenfassung)

Die Zusammenfassung der Arbeit ist letzthin Ihre Kür. Ihre wissenschaftliche Leistung wird vor allem hier einer kritischen Würdigung vom Prüfer unterzogen. Die Zusammenfassung hat nicht nur das Ziel, seine eigene Arbeit zu reflektieren, sondern ist gleichzeitig die Basis für ein Referat! In dem Sinne könnte ich mich auch als ein Prüfer Ihrer Arbeit zuerst zur Zusammenfassung begeben, um den Inhalt der Arbeit als solches zu begreifen. Der Nutzen der Zusammenfassung ist somit evident!

Im Detail: Nun können Sie im Teil I der Zusammenfassung eine deduktive Vorgehensweise vornehmen. Sie schreiben kurz und bitte ohne neue Erkenntnis über das Thema. Dies ist notwendig, da Sie hier zusammenfassen und keine neuen Diskussionen starten.

Fassen Sie dann Ihr Resümee aus den Fazits (Sie fassen zusammen, was Sie in Ihren Kapiteln geleistet haben) und zeigen danach auf, wie Sie das Ziel Ihrer Arbeit reflektieren im Lichte Ihrer Erkenntnis. Weiterhin gehen Sie nun auf die Forschungsfragen Ihrer Arbeit ein und geben Ihre Antworten auf die Forschungsfragen (bitte Ergebnis offen formulieren – s. Kapitel 6.2).

Eventuell erstellen Sie noch eine Hypothese im Sinne eines größeren Zusammenhangs. Am Ende Ihrer Arbeit stehen noch „Ausblicke" an – denn es gibt sicher noch offene Fragen und weiterführende Diskussionen hierzu. Hier können Sie wiederum (sparsam) wichtige Argumente und Hoffnungen aufzeigen.

Ein Schlusswort ist manchmal angebracht – es könnte einen Apell beinhalten, der zugleich die letzte Klammer der Arbeit ist – hin zum Titel der Arbeit / des Aufsatzes, wie ich es zum Beispiel tat.

Meta-Kriterium

Reliabel, Objektiv, Valide

Jetzt prüfen Sie nochmals:

- Ist das Ziel der Arbeit so erläutert, dass es auch dem Ergebnis der Arbeit entspricht? Stimmt die Arbeit mit dem Titel überein? Also ist das „drin", was „drauf" steht. Ich schreibe über Demenz Typ Alzheimer – insofern muss dies das Kernthema treffen.

- Das Gütekriterium ist hier Validität.

- Kann das, was ich beschrieben habe, von einem (sachverständigen) Dritten auch nachvollzogen resp. wiederholt werden – vor allem auch die Argumentation?

- Das Gütekriterium ist hier Reliabilität.

- Habe ich die Arbeit so verfasst, dass dieser auch eine weitest gehende Objektivität zugesprochen werden kann? Meint: dass nicht eigene Meinungen allein vertreten werden und weitestgehend Attribuierungen vermieden wurden (Beispiel: gut, sehr gute, schöne etc.).

- Das Gütekriterium ist hier Objektivität.

Was tun – sie sind mit der Arbeit fertig und nach einer letztmaligen Prüfung stellen Sie fest, dass gegen Gütekriterium verstoßen wird.

Falls Validität und Reliabilität verletzt wurden, dann müssen Sie unbedingt nacharbeiten. Wenn sie diese Arbeit abgeben würden, dann würden Gütekriterien verletzen, die Ihre Arbeit, die Sie damit hatten, fast schon obsolet zu werten sein – und die Note dementsprechend ebenso.

Insofern Sie gegen Objektivität „anecken" – nun nehmen Sie sich die relevanten Sichtweisen / Argumentationen vor und neutralisieren Sie! Beispiel korrigieren Sie da, wo Sie eigene Meinungen und Attribuierungen vorgenommen haben bzw. wo Sie einseitige / triviale Literatur und Sichtweisen vertreten. Auch hier gilt wiederum – vor „letzter" Abgabe, sprechen Sie mit Ihrem Betreuer!

Aber wie „ging" es (nun) mit meinem wissenschaftlichen Aufsatz weiter: auch ich habe mir einen Betreuer – allerdings erst nach der ersten Rohfassung, „besorgt". Herr Prof. Dr. Christian Trumpp hat sich nicht nur die Mühe gemacht, meinen Aufsatz zu begutachten, sondern hat mir Anregungen gegeben, die diesen Aufsatz qualitativ auf ein höheres Niveau brachten. Und so nebenbei zeigte er noch Perspektiven auf, die ich ohne zu zögern übernahm! Doch nun zurück: Ihre letzte Frage muss lauten:

- „Bin ich mit meiner Arbeit zufrieden?"

- Das Gütekriterium ist hier Ihre eigene „innere Stimme".

Wenn nicht – dann versuchen Sie herauszufinden, was „es" ist, das Sie zögern und zweifeln lässt. Ansonsten geben Sie Ihre Arbeit ab – so wie ich und bei allem Zweifel, den „man" an sich hegen kann: Sie (und ich jetzt) haben ihr Bestes gegeben! Auf zum Gutachten!

Das Gutachten

Prüfung des wissenschaftlichen Aufsatzes

Das Gutachten des Prüfers hat das Ziel, Ihre Arbeit zu kritisch zu hinterfragen, um letzthin eine Wertung insgesamt abzugeben. Der Gutachter reflektiert Ihre Arbeit in der Form, wie dieses nachstehend Herr Prof. Dr. Trumpp für meinen Aufsatz getan hat.

Gutachten zur vorliegenden Facharbeit:

„Der Weg des Lernens" für Betroffene im Umfeld der Diagnose Demenz Typ Alzheimer

vorgelegt von Johann Marek

Gutachter: Prof. Dr. Christian Trumpp

Der Verfasser der vorliegenden Arbeit hat das Problemfeld der Alzheimer Erkrankung in vollem Umfang erfasst. Es erfolgt keine isolierte Beschreibung des Themas aus der Sichtweise von *Cure*, sondern vielmehr eine dezidierte Auseinandersetzung aus der Perspektive *Care*, unter Berücksichtigung psychosozialer Aspekte von Erkrankungen und deren Bewertung mit erkenntnistheoretischen Mitteln, hier verdeutlicht am Beispiel der Alzheimer Demenz.

Mitglieder der Gesundheitsfachberufe stehen unter dem Druck ihr berufliches Handeln nach evidenzbasierten Methoden auszurichten, respektive der evidenzbasierten Medizin. Ein Dilemma besteht darin, dass pflegerisches und therapeutisches Handeln sich oftmals nicht mit objektivierbaren und standardisierten Messmethoden begründen lässt. Somit ist es schwierig den Anspruch einer evidenzbasierten Praxis hinreichend einzulösen. In vielen Fällen helfen gute Referenztheorien, die transdisziplinär für pflegerisches und therapeutisches Handeln herangezogen werden können. Zu diesen Referenzen zählt auch die in dieser Arbeit verwendete Lerntheorie. Grundlage evidenzbasierten Handelns sind erkenntnistheoretische Denkweisen, die zu Entscheidungen führen, die nach den Maßgaben *Vernunft* und *Verstand* getroffen werden. Somit kann die Erkenntnistheorie als Mutter allen evidenzbasierten Handelns betrachtet werden, ohne die eine Bewertung wissenschaftlicher Beobachtungen und Untersuchungen nicht möglich wäre. Die Wissenschaftlichkeit dieser Arbeit ist somit schon ableitbar aus dem Terminus Erkenntnistheorie und der korrekten begrifflichen Verwendung.

Schön wäre eine umfassendere Definition und Einordnung von Erkenntnistheorie im Kontext der Gesundheitswissenschaften gewesen. Die Qualität der Arbeit ist aber trotzdem noch sehr hoch anzusiedeln.

Die Problemstellung wird klar herausgestellt, die Hinführung zum Thema ist kohärent und folgt den systematischen Anforderungen einer wissenschaftlichen Arbeit. Die Terminologie und Begrifflichkeit wird sicher beherrscht, kohäsive Mittel werden sicher eingesetzt, hierzu zählen auch Tabellen und Abbildungen, die dosiert an den richtigen Stellen eingefügt wurden. Die Qualität der Arbeit zeigt sich in einem hohen Reflexionsgrad. Dem Autor gelingt es eigenständige Bewertungen und Einschätzungen zu treffen, die formulierte Hypothese wird mit guten Inferenzen belegt.

Formal ist die Arbeit so gut wie fehlerfrei. Ich zögere nicht, diese Arbeit mit der Note: **1,3** (sehr gut) zu bewerten. Prof. Dr. Christian Trumpp

Fazit

Reflexion und Ausblick

Seien Sie sicher – ich habe mich über dieses Gutachten gefreut und sicherlich auch über die Note. Die „0,3", die mir zur „1,0" fehlte – nun es ist wie es ist, und darüber gräme ich mich nicht. Weder wegen einer Minderleistung von „0,3" will ich mich schämen oder ärgeren, sondern mich freuen über die „1" vor dem Komma, aber vor allem erfreue ich mich an meiner Leistung! Und die Hinweise, die mir dieses Gutachten lieferte, sind eine Chance für mich, besser zu werden.

Diese Chance habe ich genutzt, bevor dieses Buch veröffentlicht wurde – vor allem bzgl. des Hinweises im o.g. Gutachten: „Schön wäre …Einordnung von Erkenntnistheorie im Kontext der Gesundheitswissenschaften" und brachte Ergänzungen ein (s. Kapitel 6, Kapitel 2.1 etc.,), die m.E. diesem Hinweis im Gutachten weitestgehend gerecht werden. Diese Ergänzungen betreffen vor allem das Kriterium V *Bearbeitungstiefe*.

Jetzt bin ich mir sicher, ein gelungenes Werk unter Beachtung von wissenschaftlichen Kriterien Ihnen zu präsentieren. Wissenschaftliche Kriterien sind jedoch nur eine Facette in der Rezeption von Wissen. Eine andere, viel wichtigere Facette ist die des Sich-Zutrauens. Trauen Sie sich an eine wissenschaftliche Arbeit, trauen Sie sich „die Formalien" einzuhalten – es ist nur eine Technik, die geübt werden muss. Nehmen Sie die Kriterien als eine Ermöglichung besser zu werden und erfreuen Sie sich an den einzelnen kreativen Schritten im Prozess.

Sie haben viel gelernt und die einzelnen Lernziele bereits erreicht – denn ein wissenschaftlicher Aufsatz ist ein Leistungsziel (z.B. Bachelor-Arbeit). Nachstehendes Bild soll dies verdeutlichen.

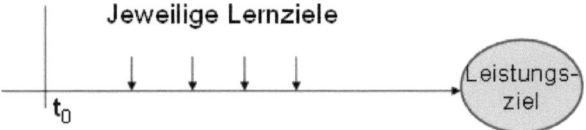

Seien Sie stolz nach so einer Leistung und über das, worüber Sie schrieben und wie Sie es schrieben. Dieses Gefühl von Zufriedenheit wird Ihnen niemand verwehren wollen.

Sie haben sich intentional weiterentwickelt!

Rückblickend zu diesem Büchlein:

Ich habe mich mit meinen Darlegungen im Aufsatz in erster Linie selbst bedient - also zusätzliches Wissen erworben und mir Freude am Ergebnis verschafft - und bin nachdenklich geworden über das, was da so kommen kann. Insofern gilt Gleiches auch für mich, was ich Ihnen vorgenannt zutraute.

Ich wünsche Ihnen viel Erfolg, Verve und Geduld bei Ihrer nächsten wissenschaftlichen Arbeit!

„Man kann einen Menschen nichts lehren,
man kann ihm nur helfen,
es in sich selbst zu entdecken."

(Galileo Galilei)

Anhang

Tabelle: Bewertungstableau einer wiss. Arbeit

nn	Kriterien	Notenbereiche --	-	0	+	++
		5	4	3	2	1
1	Erfassen, Entwickeln und Darstellen der in der Themendarstellung enthaltenen Problemstellung; Hinführung zum Thema					
2	Sprachliche Angemessenheit (Stil, richtige Definition und Verwendung der für die Problemstellung wichtigen Begriffe, präzise Anwendung der Fachsprache)					
3	Logischer bzw. systematischer Aufbau der Arbeit					
4	Schlüssigkeit der Argumentation					
5	Vollständigkeit der Ausführung, Bearbeitungstiefe					
6	Angemessenheit der wissenschaftlich-theoretischen Fundierung					
7	Literaturauswahl (Umfang, Zweckmäßigkeit, Aktualität)					
8	Beachtung formaler Vorschriften (Nachweise, Titelblatt, Rand, etc.) Rechtschreibung, Zeichensetzung, Zitation					
9	Eigenständige Beiträge (Hinweise auf übergreifende Zusammenhänge, weiterführende Fragen, Theorie-Praxisbezug, Lösungsansätze, eigene Konzepte)					
10	Reflexion und Erkenntnis (Zusammenfassung)					

Gesamtnote:
Datum:
Bewertung (nicht bestanden / mit Erfolg bestanden)

Quelle: Eigene in Anlehnung an Bewertungsschema für wiss. Arbeiten der TU-Kaiserlautern, Bereich Sozialwissenschaften.

Die Gesamtnote könnte ein arithmetischer Durchschnitt sein bzw. der Prüfer kann zuvor zu den einzelnen Kriterien unterschiedliche Gewichtungen vornehmen.

Vom Autor bis dato erschienene Bücher:

2008	„Zehn". Wenn der Sandmann kommt. Geschichten für Erwachsene. BOD. Norderstedt.
2009	Berater für Personalentwicklung und Organisationsentwicklung in Veränderungsprozessen – eine Herausforderung. BOD. Norderstedt.
2010	Ziele ziehen. Coaching. BOD. Norderstedt.
2010	„Der Babuschka-Effekt". Selbstlernkompetenz in der Erwachsenenbildung – Introspektion im Einsatz. Grin. München
2011	Lebenslanges Lernen – Notwendigkeit oder Zwang? Die Praxismethode „Elevator Pitch". Grin. München.
2011	Einführung in wissenschaftliches Arbeiten für Lernende in Gesundheitsberufen. Grin. München.

Die o.g. Bücher sind ebenso als E-Books verfügbar.

BEI GRIN MACHT SICH IHR WISSEN BEZAHLT

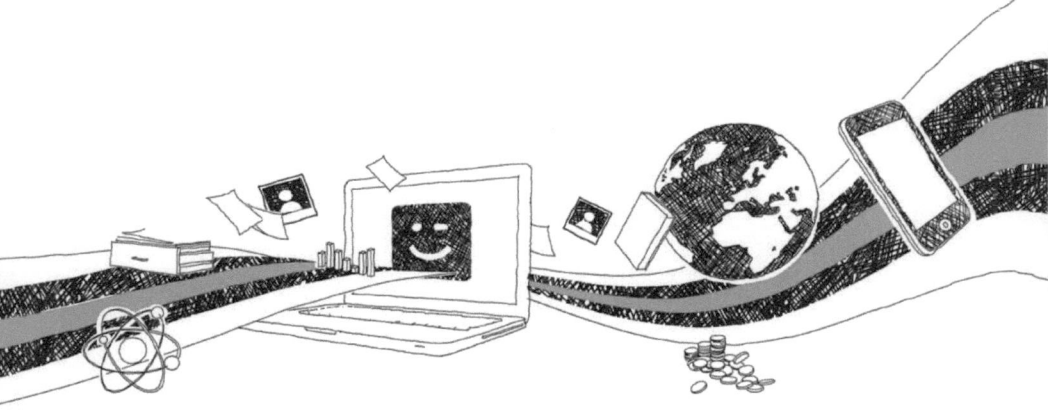

- Wir veröffentlichen Ihre Hausarbeit, Bachelor- und Masterarbeit

- Ihr eigenes eBook und Buch - weltweit in allen wichtigen Shops

- Verdienen Sie an jedem Verkauf

Jetzt bei www.GRIN.com hochladen und kostenlos publizieren

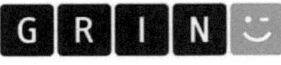

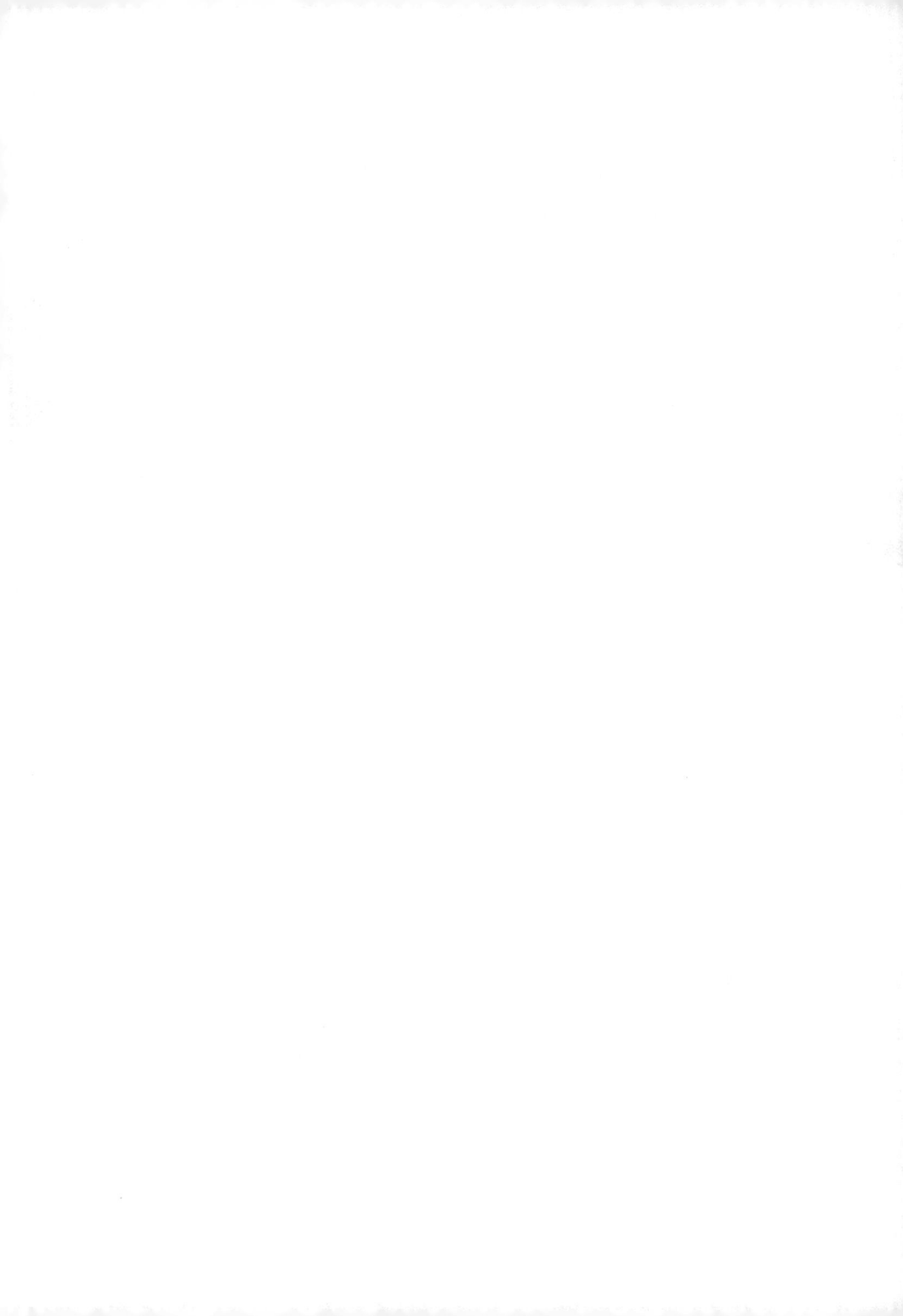